いちばんやさしいおうち食養生

疲れた日の漢方ごはん

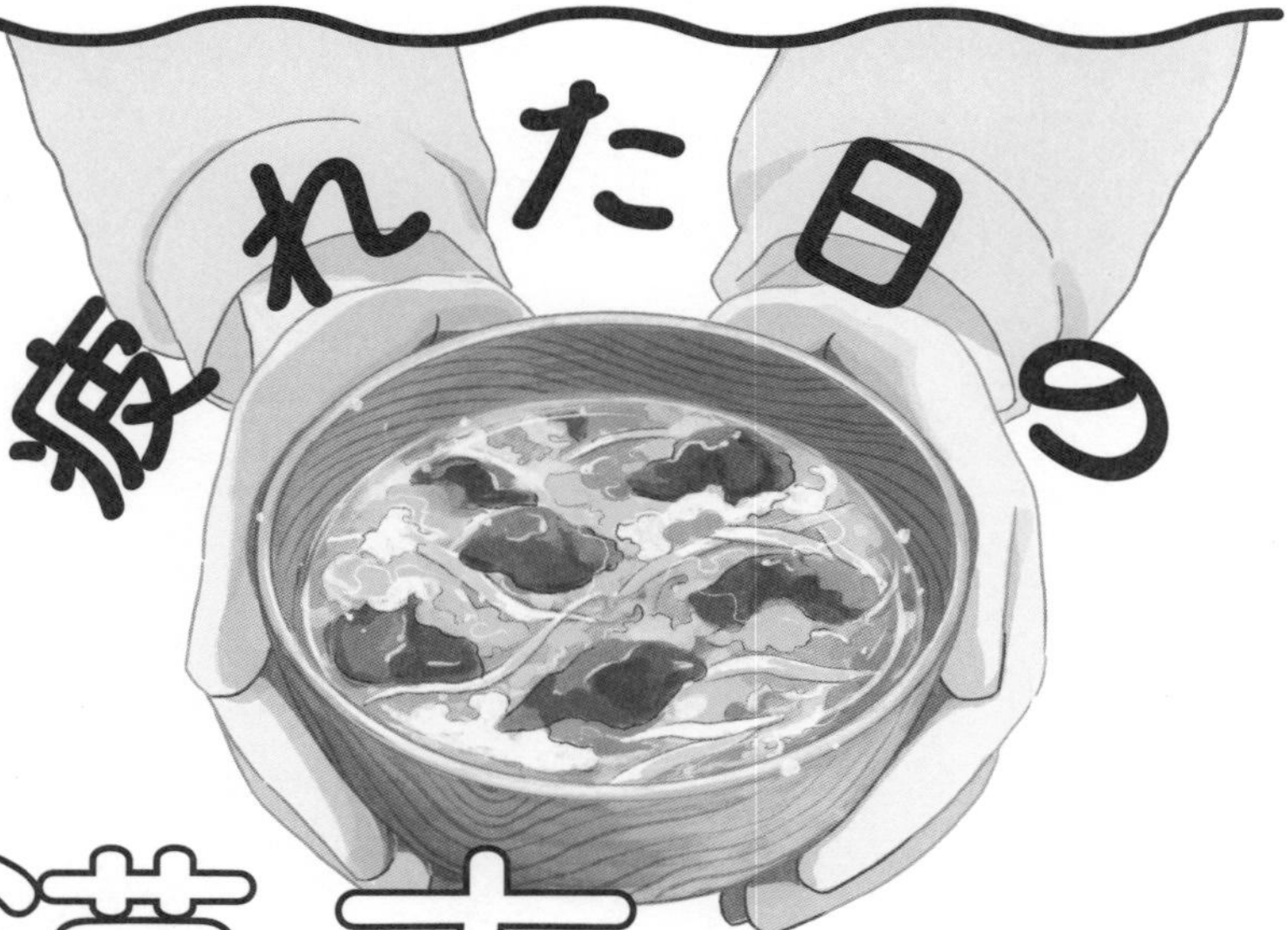

鍼灸師・国際中医薬膳管理師
田中友也
監修

In.S_そーい
漫画

KADOKAWA

プロローグ

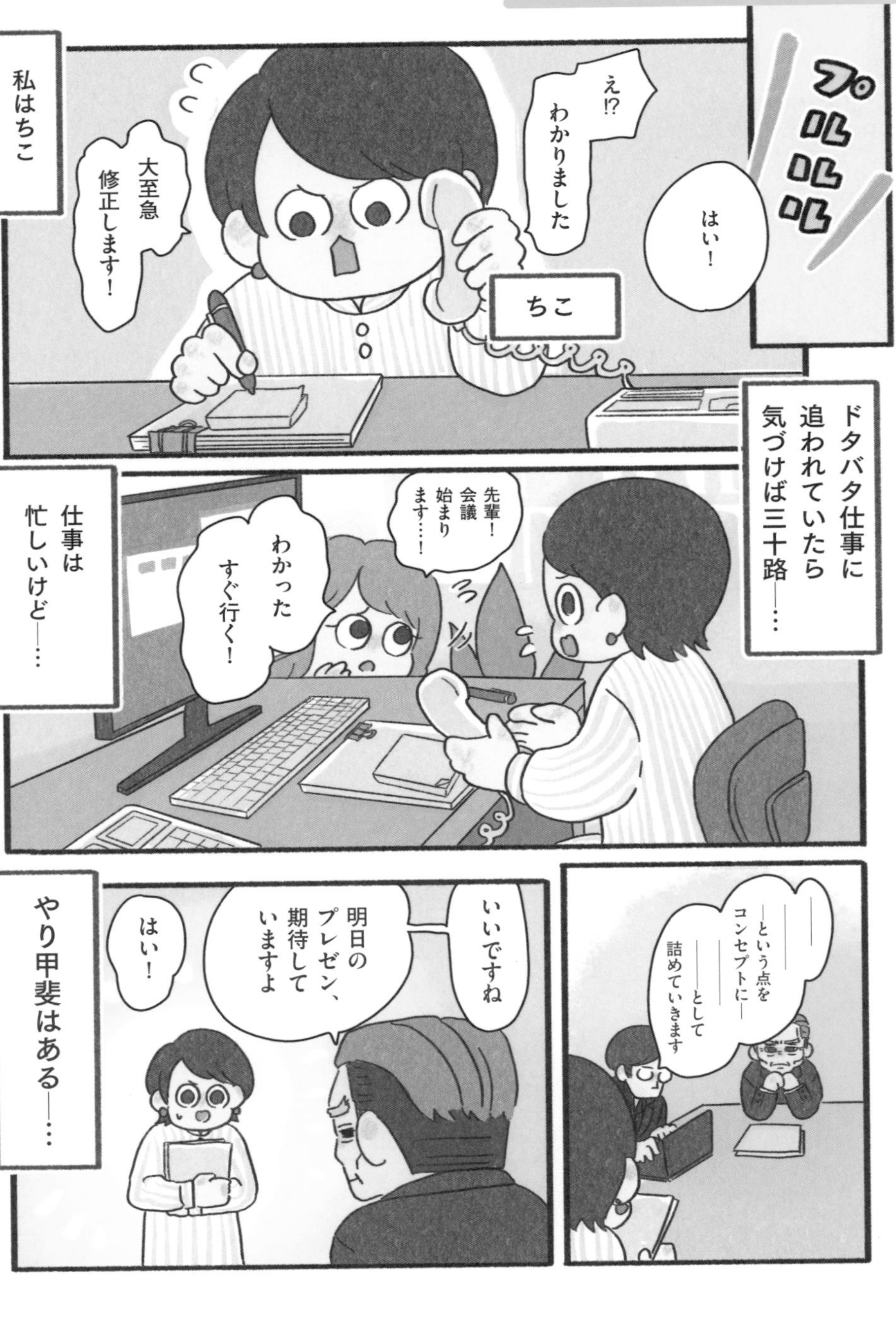
プルルル
はい！
ちこ
え⁉ わかりました
大至急 修正します！
私はちこ
ドタバタ仕事に追われていたら気づけば三十路……
先輩！会議始まります…！
わかった すぐ行く！
仕事は忙しいけど……
――――
―という点をコンセプトに―
――――として詰めていきます
いいですね
明日のプレゼン、期待していますよ
はい！
やり甲斐はある……

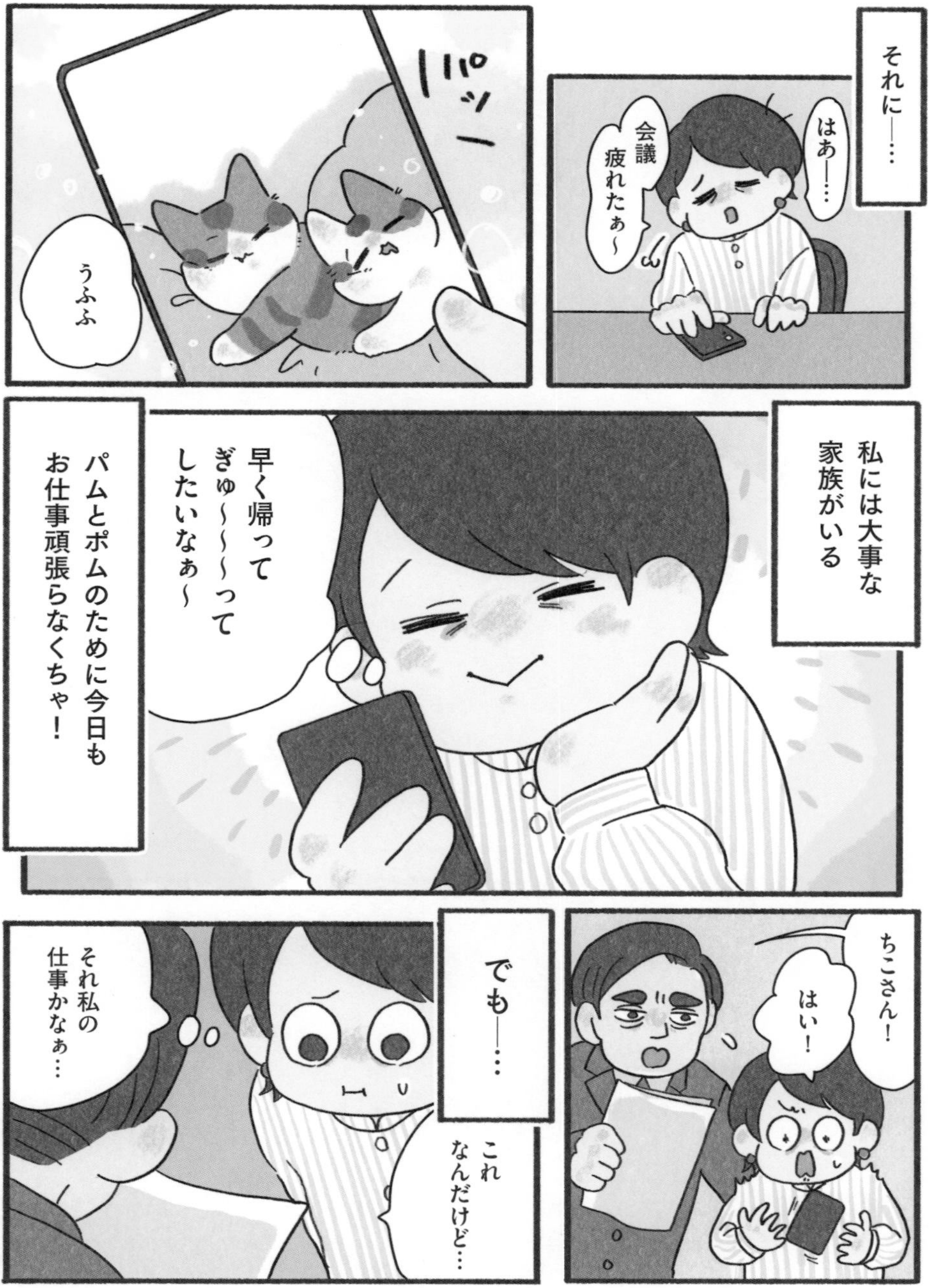
それに――…
はぁ――…
会議疲れたぁ〜
パッ
うふふ
私には大事な家族がいる
早く帰ってぎゅ〜〜〜ってしたいなぁ〜
パムとポムのために今日もお仕事頑張らなくちゃ！
ちこさん！
はい！
でも――…
これなんだけど…
それ私の仕事かなぁ…

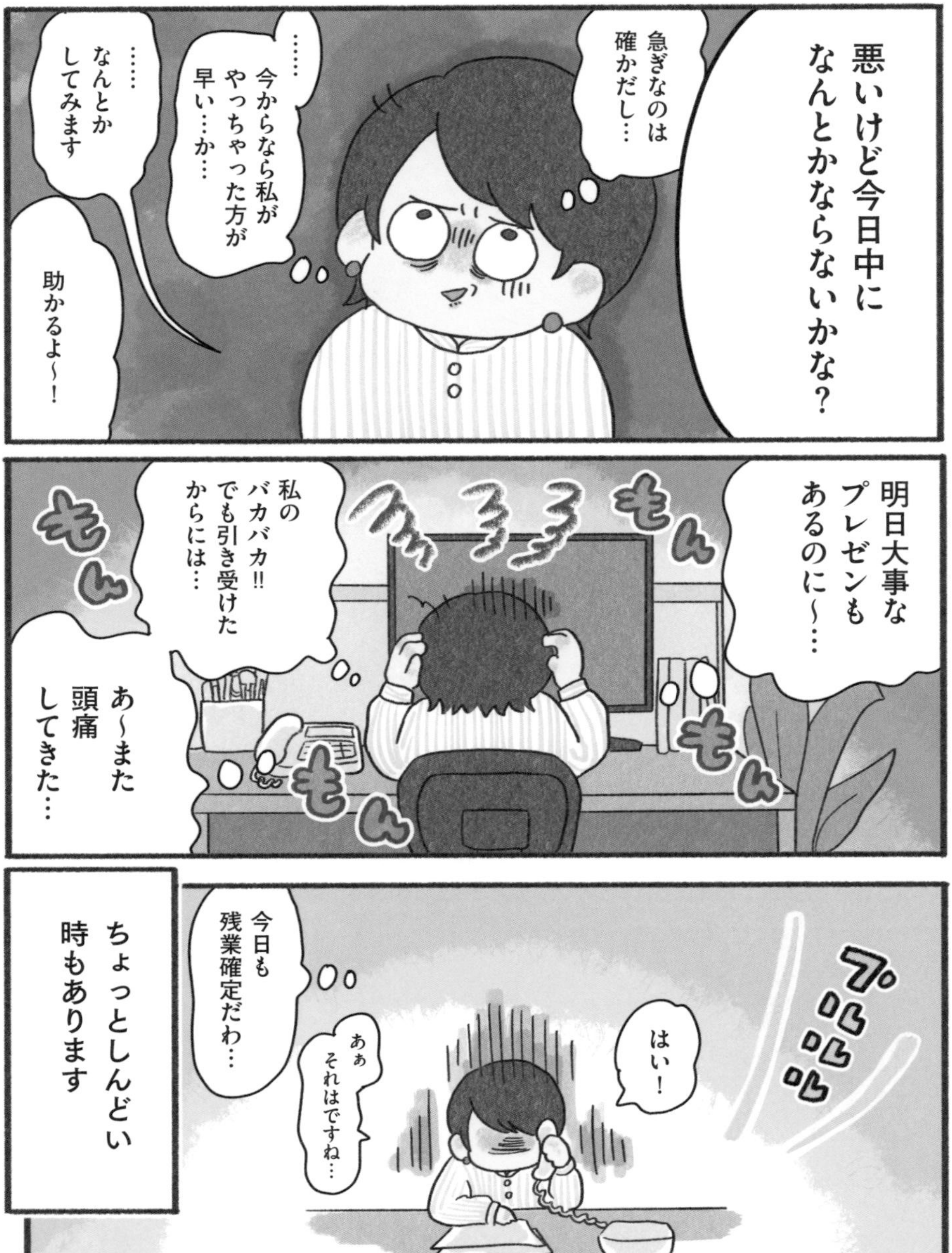
悪いけど今日中になんとかならないかな？
急ぎなのは確かだし…
……今からなら私がやっちゃった方が早い…か…
……なんとかしてみます
助かるよ～！
明日大事なプレゼンもあるのに～…
もん
もん
もん
もん
私のバカバカ!!でも引き受けたからには…
あ～また頭痛してきた…
プルルル
はい！
今日も残業確定だわ…
あぁそれはですね…
ちょっとしんどい時もあります

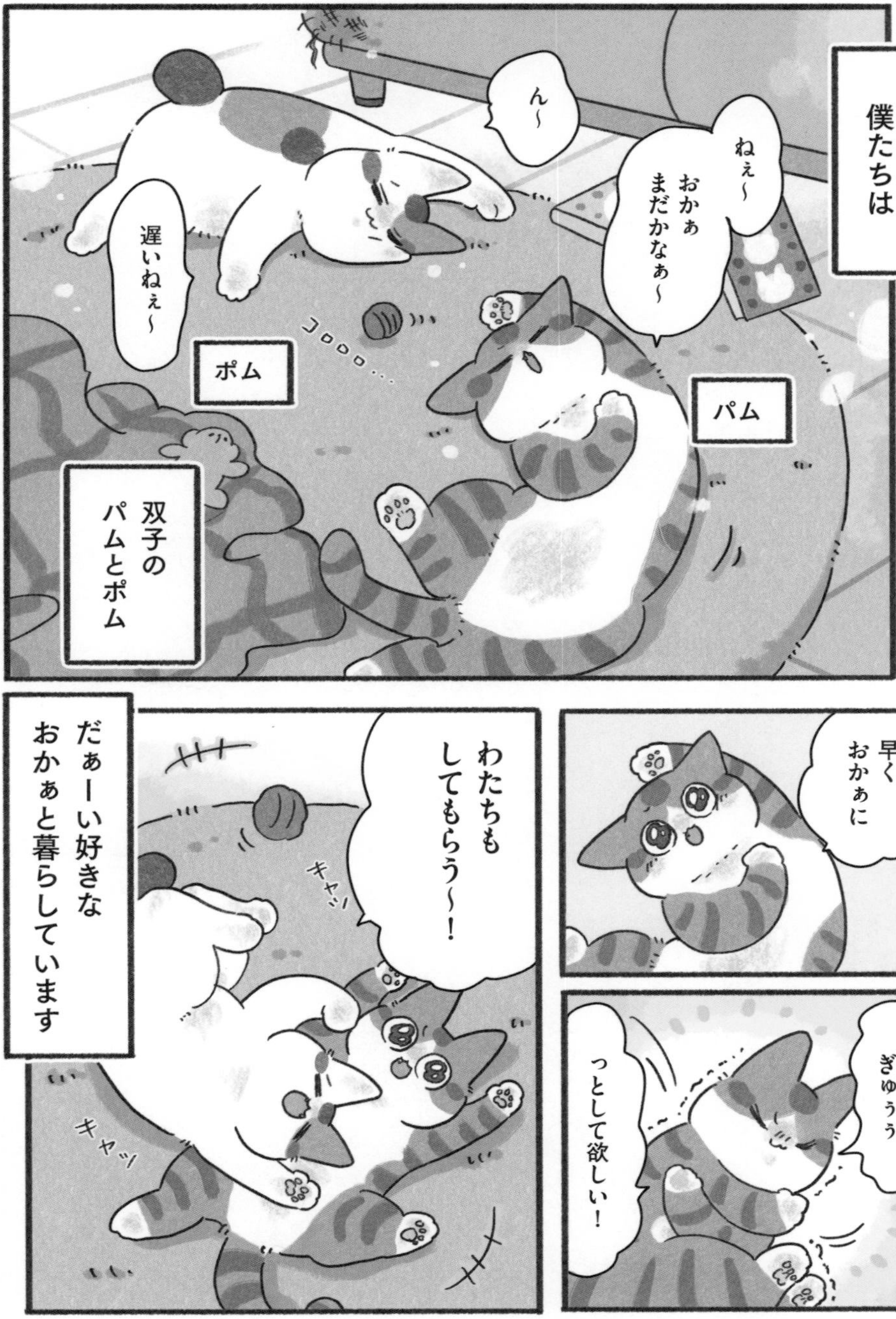
僕たちは
ねぇ〜
おかぁまだかなぁ〜
ん〜
遅いねぇ〜
パム
ポム
コロロロ…
双子のパムとポム
早くおかぁに
ぎゅうぅ
っとして欲しい！
わたちもしてもらう〜！
キャッ
キャッ
だぁーい好きなおかぁと暮らしています

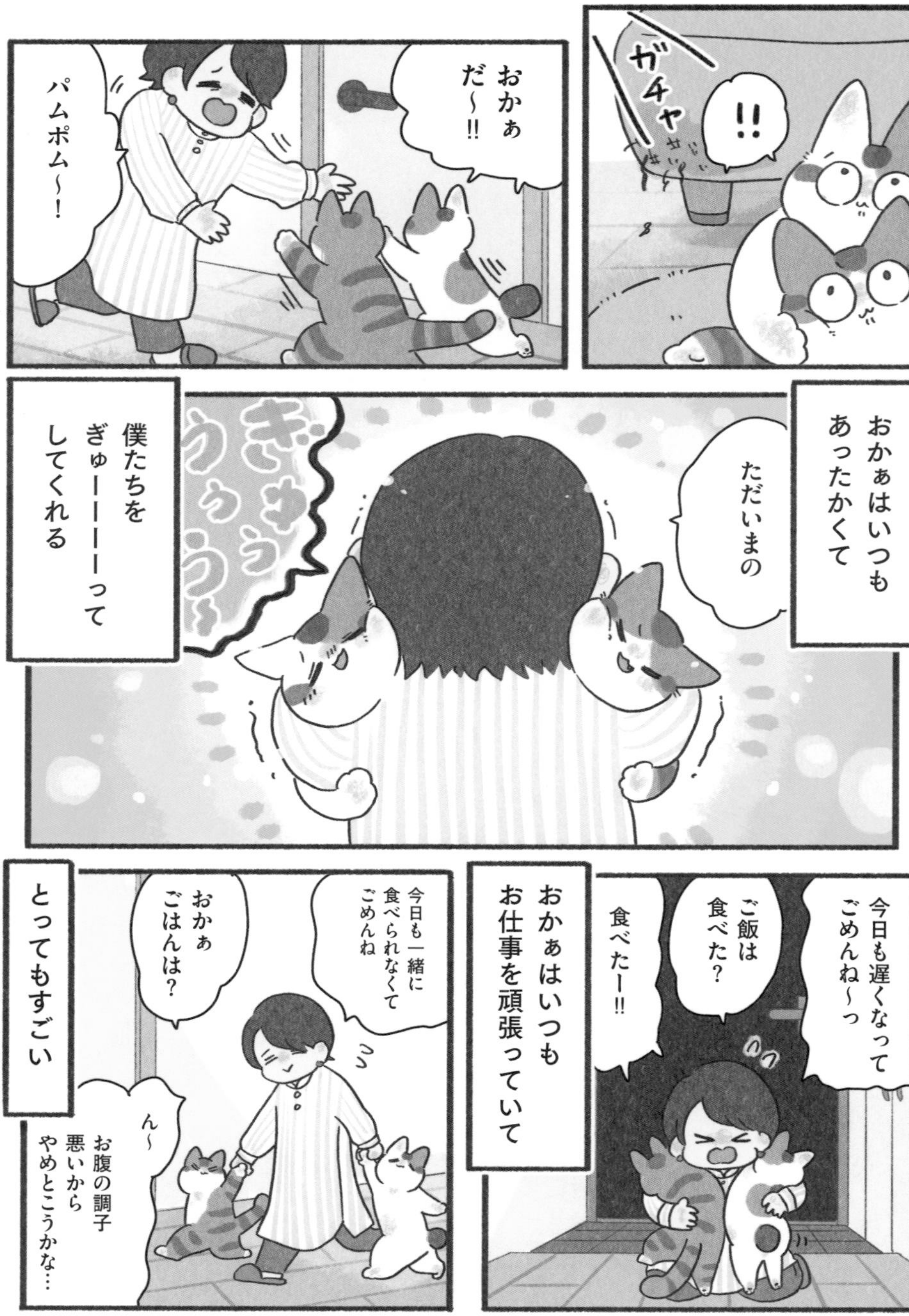
ガチャ
!!
おかぁだ～!!
パムポム～!
おかぁはいつもあったかくて
ただいまの
ぎゅぅぅう～
僕たちをぎゅーーーーーってしてくれる
今日も遅くなってごめんね～っ
ご飯は食べた?
食べたー!!
おかぁはいつもお仕事を頑張っていて
今日も一緒に食べられなくてごめんね
おかぁごはんは?
ん～
お腹の調子悪いからやめとこうかな…
とってもすごい

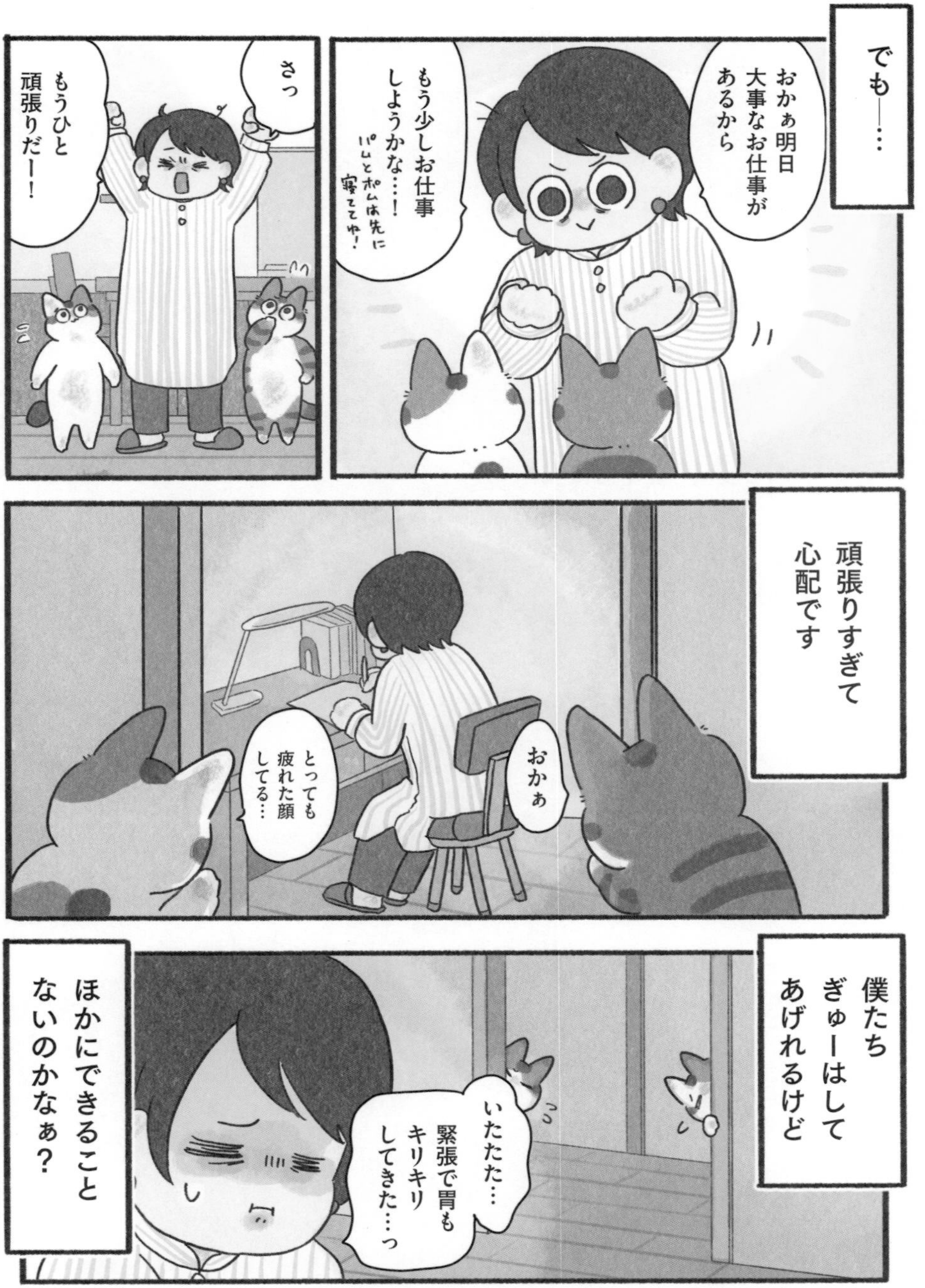
でも――…
おかぁ明日大事なお仕事があるから
もう少しお仕事しようかな…！
パムとポムは先に寝ててね！
さっ
もうひと頑張りだー！
頑張りすぎて心配です
おかぁ
とっても疲れた顔してる…
僕たちぎゅーはしてあげれるけど
いたたた…緊張で胃もキリキリしてきた…っ
ほかにできることないのかなぁ？

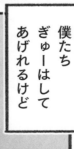

はじめに

「体調が悪い日もあるけど、病院に行くほどじゃない」

「ちょっとぐらいの不調はあって当たり前」

そんな毎日を過ごしていませんか？


こんにちは。国際中医専門員・鍼灸師・国際中医薬膳管理師の田中友也です。

普段はＣｏＣｏ美漢方という漢方薬局で健康相談にのったり、さまざまな媒体で情報発信などをしています。

先日、漢方相談に来た女性は、
頭痛や重い生理痛、眠れないほどの冷え性に加え、
ニキビや乾燥など肌荒れがひどいというお悩みをお持ちでした。

お話を聞くと、仕事が忙しすぎて
食事はコンビニやファストフードが多く、
お風呂は基本シャワーだけ。デスクワークのため運動不足、
夜も寝るのは0時より早いことはめったになく……
ストレス解消で甘いものを食べるのが大好き、ということでした。
そこで、まずは日々の食事を変えてもらいました。
季節の野菜を入れたお味噌汁や、青菜の炒め物など
簡単なものから食養生のメニューを
毎日の食事に取り入れてみたところ、
まず肌荒れが改善したそうです。
次に、一日1回家の周りを散歩する、
10分でいいからお風呂につかる、
日が変わるまでに寝るなど、無理のない範囲で
生活養生を続けてもらうと、
頭痛や生理痛、冷え性もずいぶん改善したそうです。

養生や漢方、薬膳などと聞くと、
「むずかしそう」
と思われる方もいるかもしれませんが、
実は〝特別なこと〟をする必要はないんです。
できることを、できる範囲で、コツコツ続ける。
それがなによりも大切です。たとえば、
いつも冷たい飲み物だった人が温かいお味噌汁を飲むようになる。
おやつに食べていたチョコやスナック菓子を季節の果物に変える。
シャワーで済ませていた人が湯舟につかる。
そんな、ちょっとした健康への気遣いが
未来の自分への投資、思いやりにつながります。

この本の主人公のちこさんのように
日々頑張りすぎて心も体も疲れ切っている人が、
この本を読んで少しでもほっこりして、
心も体もゆるめてもらえたら嬉しいです。

そして東洋医学的な面から
自分の体質や特徴を少しでも理解して、
それぞれに合わせた養生をすることで、
より効果的に、効率よく健康になれると思います。

仕事も趣味も家事も、すべては健康あってこそ。
養生とは、いつまでも元気でいきいきと過ごすための健康貯金です。
日々、自分に合った無理のない養生を続けてみてください。

より笑顔に、元気に、健康になる人が一人でも増えることを願って。

レッツ養生ーっ!

もくじ

Recipe

ムール貝とタラのアクアパッツァ／エビとブロッコリーのアヒージョ／スペアリブとやまいものスープ／黒豆のフムス

デザイン　奈良岡菜摘
DTP　NOAH
校正　鷗来堂、小倉優子
レシピ協力　福井 茜（xiling）、田中香織
編集担当　高見葉子（KADOKAWA）

Special Thanks

今井太郎
生出拓郎
松本美佳
酒井優子
鈴木梢
（敬称略）

おもな登場人物

ちこ

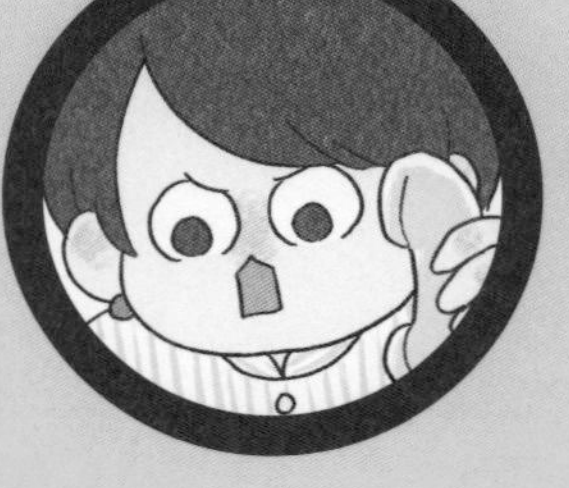

仕事は大好きだけど、つい一人で背負いがち。心と体の疲労が溜まりまくったアラサー会社員。

パム&ポム

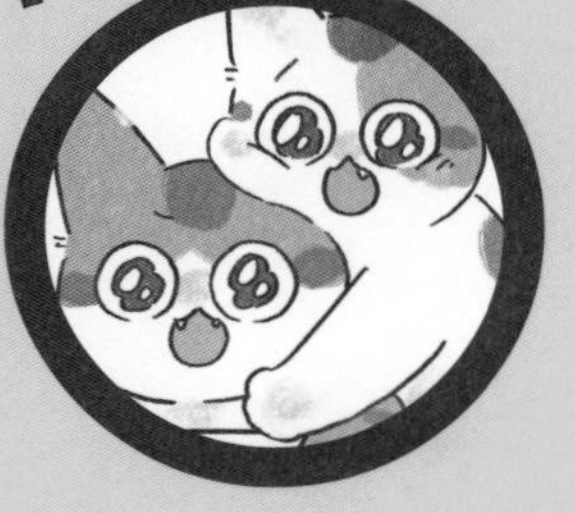

双子の保護猫。数年前に捨てられていたところをちこに発見され家族になる。

サーバルおししょー

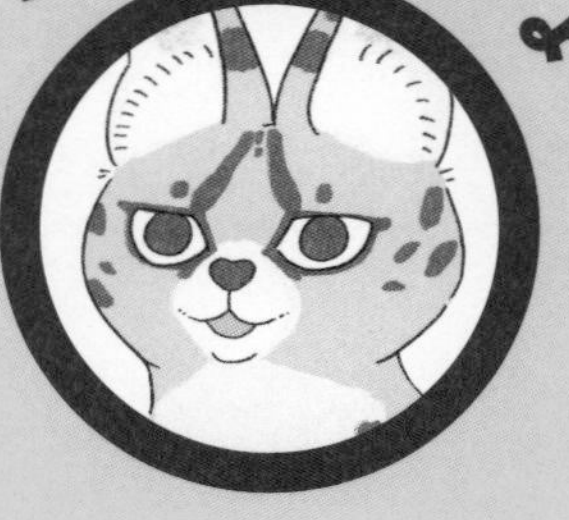

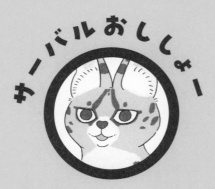

育ててくれたおじいさんの影響で東洋医学に魅了され、養生の知識を身につけた謎のサーバルキャット。

ゴリ太

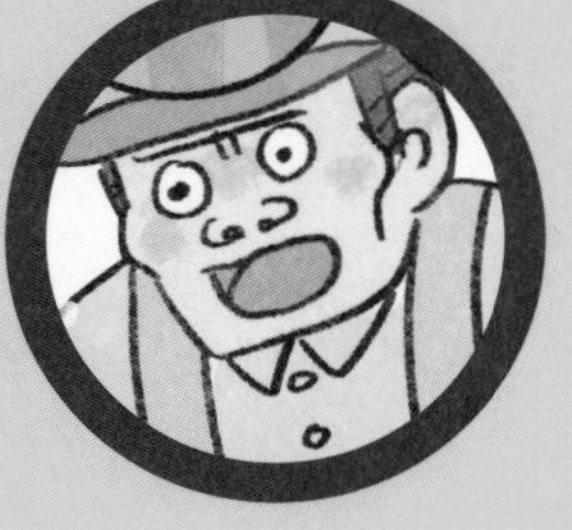

養生スイーツ店の店主。サーバルとは学生時代からの友達。

注意事項

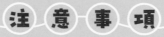

- 不調の症状については、必ずその症状があらわれるとするものではありません。あくまで可能性のひとつとしての症状と養生のヒントになります。
- 養生の効果には個人差があります。すべての方に効果があるとは限りません。
- 養生として紹介しているレシピはひとつのアイデアです。味つけなど好みで自由にアレンジしてください。
- 妊娠中の方、特定の疾患や何らかの治療を受けている方は、養生を行う前に医師や専門の医療機関へご相談ください。また、養生が体に合わない場合、心身に異常や不快を感じた場合は、ただちに中断してください。
- 本書の情報は2024年3月時点のものです。それ以降に、新しい見地が発表される場合もあります。

第1話 胃痛編 ～ある日の出会い～

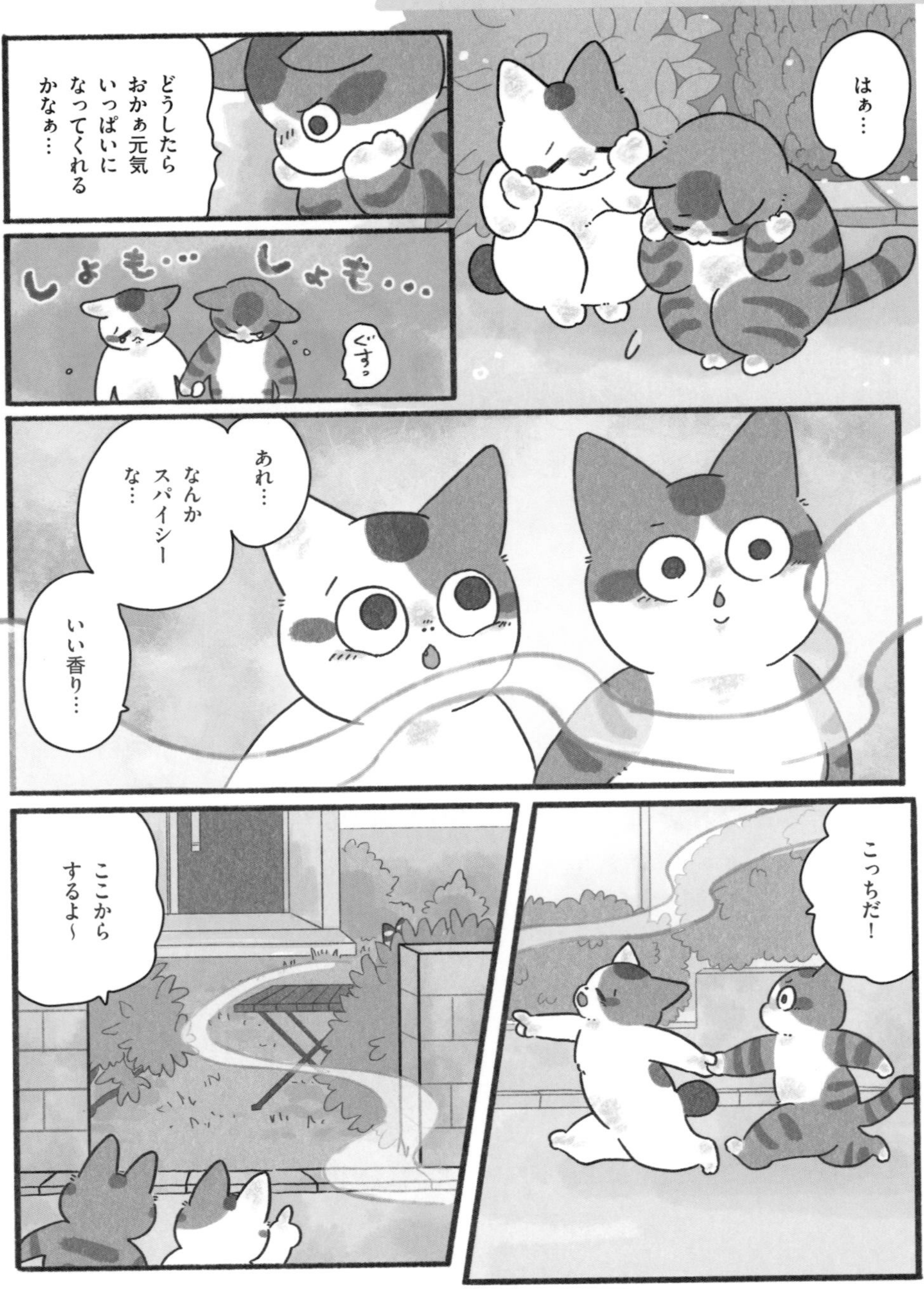
はぁ…
どうしたらおかぁ元気いっぱいになってくれるかなぁ…
しょも… しょも…
ぐすっ
あれ…なんかスパイシーな…
いい香り…
こっちだ！
ここからするよ～

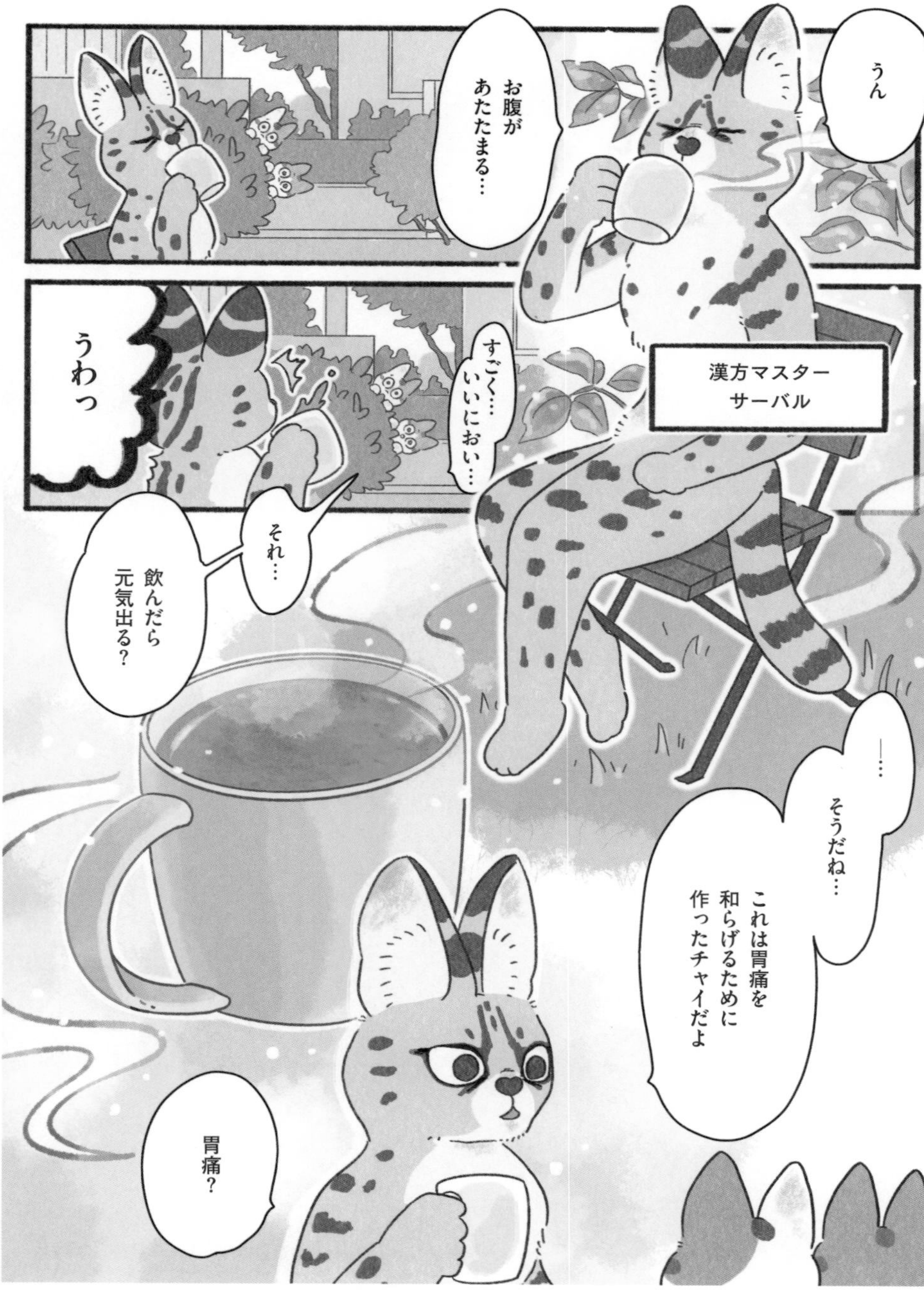
うん
お腹が あたたまる…
漢方マスター サーバル
すごく… いいにおい…
うわっ
それ…
飲んだら 元気出る?
……
そうだね…
これは胃痛を 和らげるために 作ったチャイだよ
胃痛?

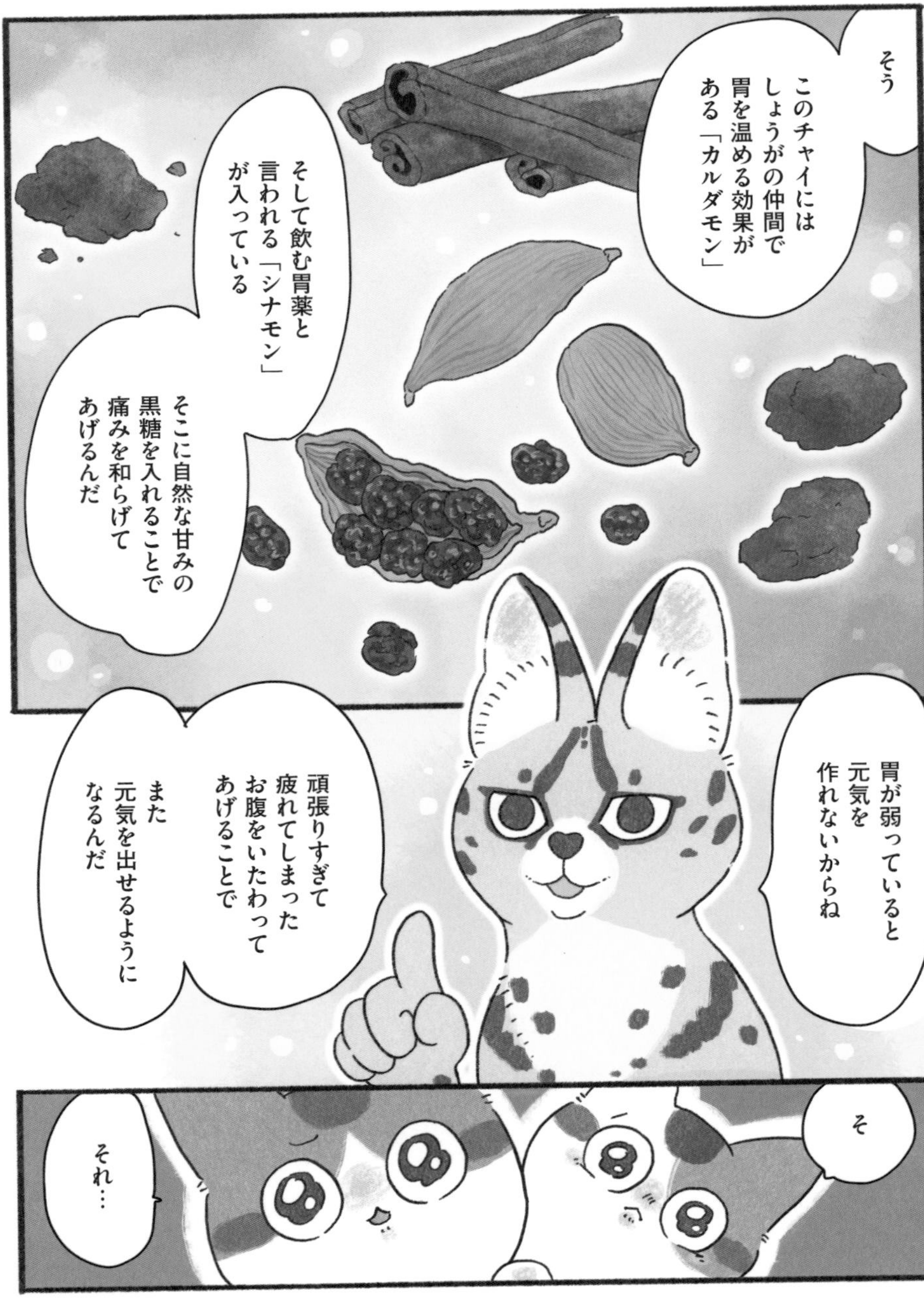
そう
このチャイにはしょうがの仲間で胃を温める効果がある「カルダモン」
そして飲む胃薬と言われる「シナモン」が入っている
そこに自然な甘みの黒糖を入れることで痛みを和らげてあげるんだ
胃が弱っていると元気を作れないからね
頑張りすぎて疲れてしまったお腹をいたわってあげることでまた元気を出せるようになるんだ
そ
それ…

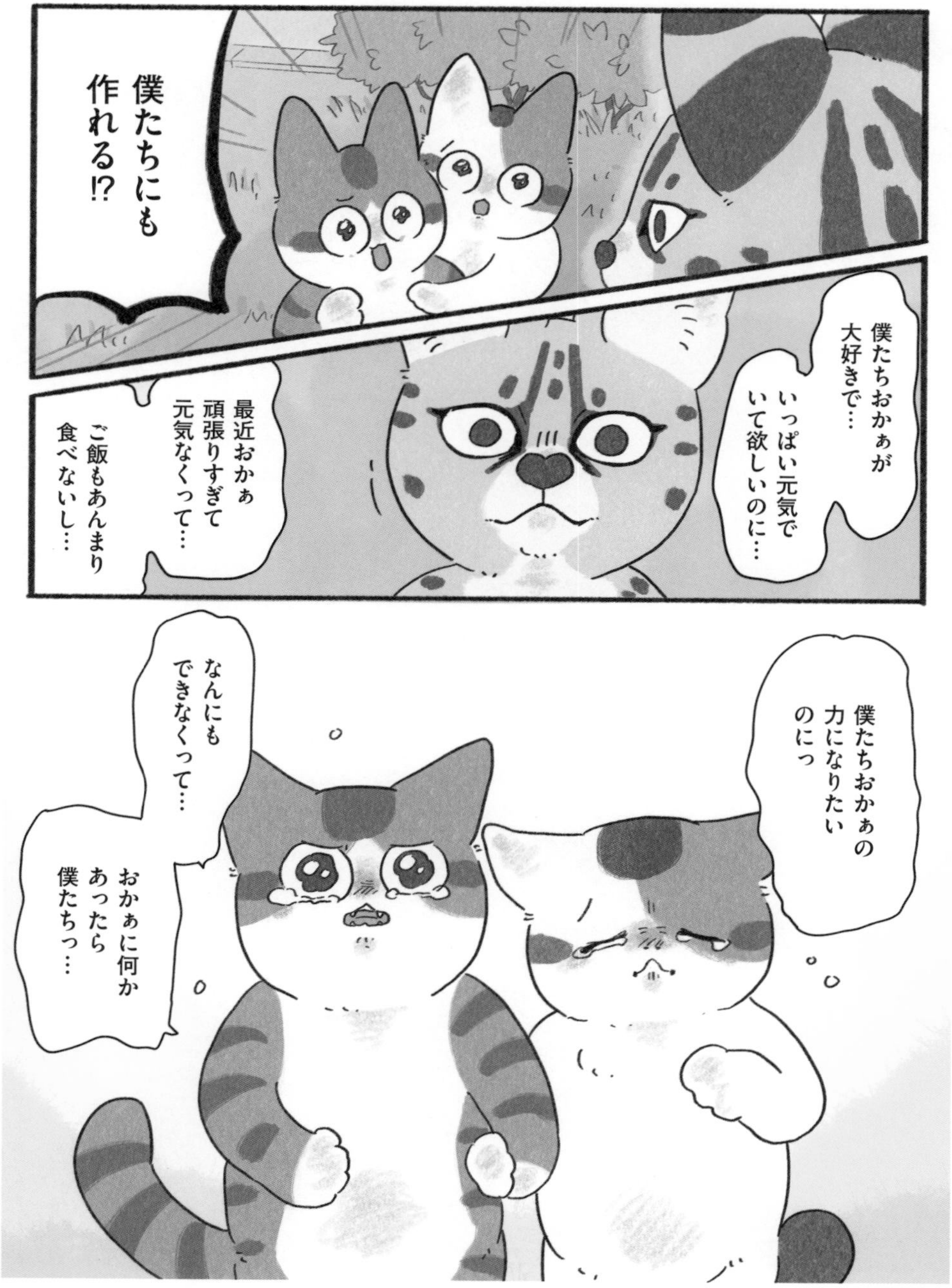
僕たちにも作れる⁉
僕たちおかぁが大好きで…
いっぱい元気でいて欲しいのに…
最近おかぁ頑張りすぎて元気なくって…
ご飯もあんまり食べないし…
僕たちおかぁの力になりたいのにっ
なんにもできなくって…
おかぁに何かあったら僕たちっ…

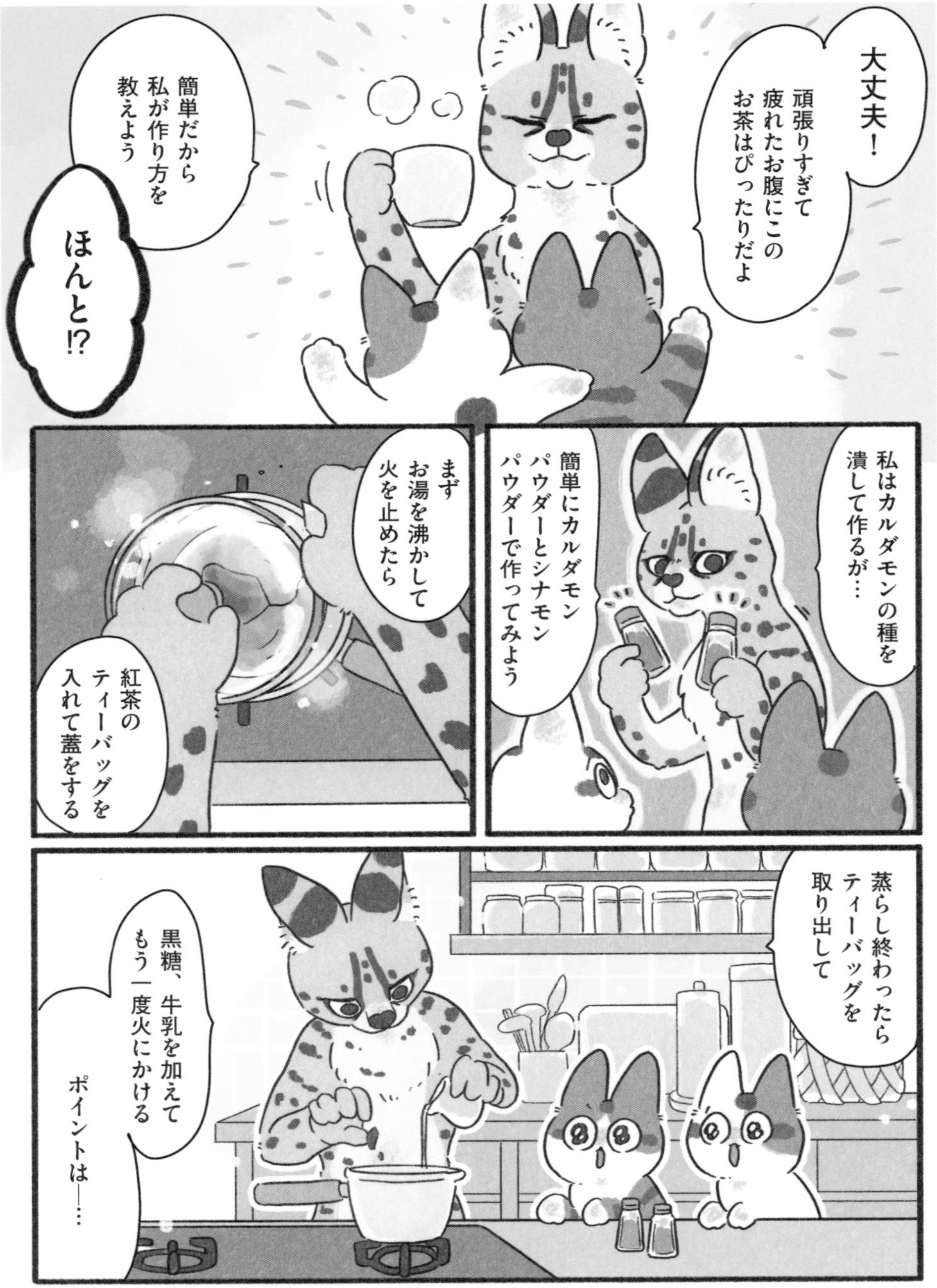
大丈夫！
頑張りすぎて疲れたお腹にこのお茶はぴったりだよ
簡単だから私が作り方を教えよう
ほんと!?
私はカルダモンの種を潰して作るが…
簡単にカルダモンパウダーとシナモンパウダーで作ってみよう
まずお湯を沸かして火を止めたら
紅茶のティーバッグを入れて蓋をする
蒸らし終わったらティーバッグを取り出して
黒糖、牛乳を加えてもう一度火にかける
ポイントは──…

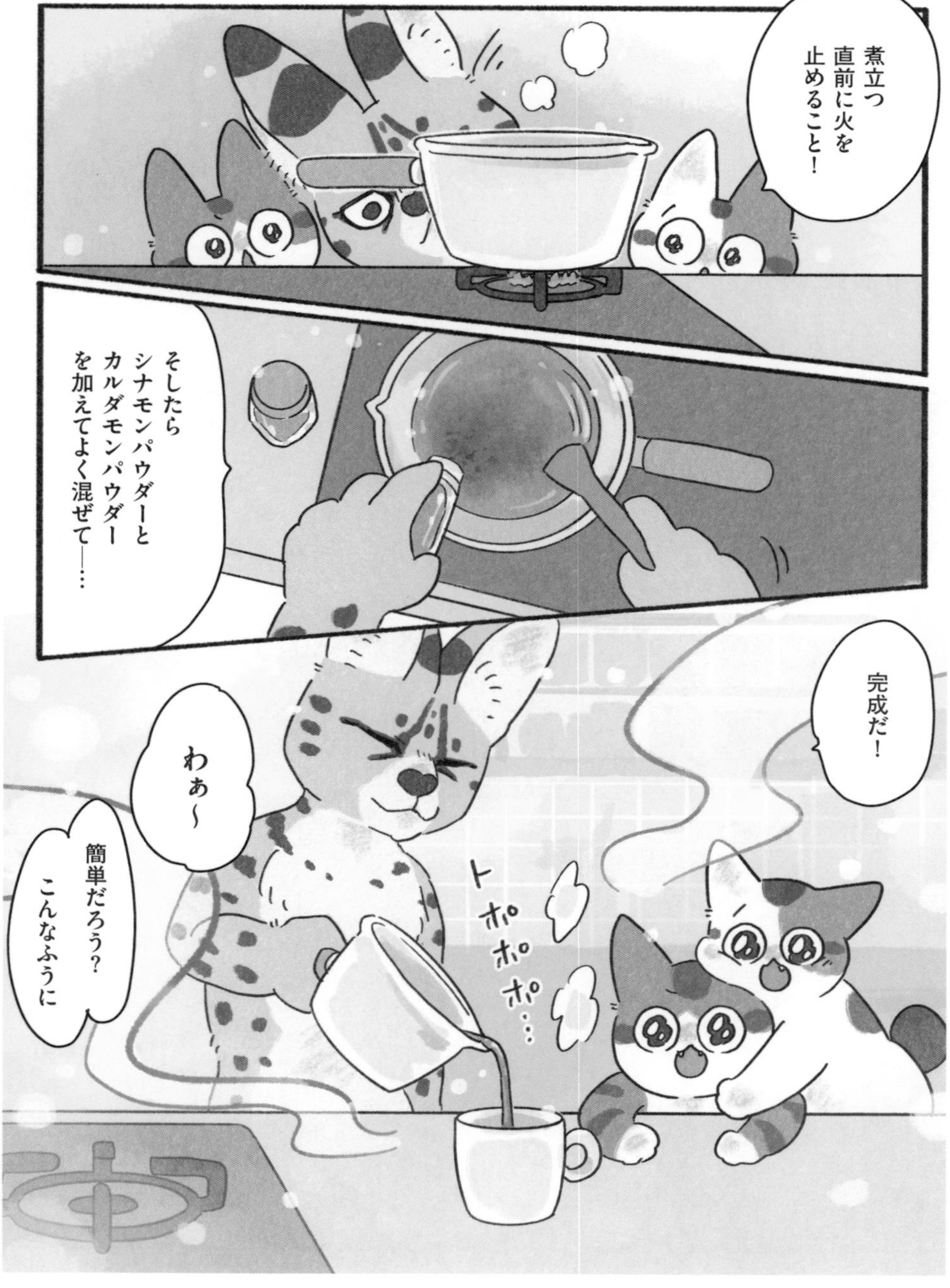
煮立つ直前に火を止めること！
そしたらシナモンパウダーとカルダモンパウダーを加えてよく混ぜて……
完成だ！
わぁ～
トポポポ…
簡単だろう？こんなふうに

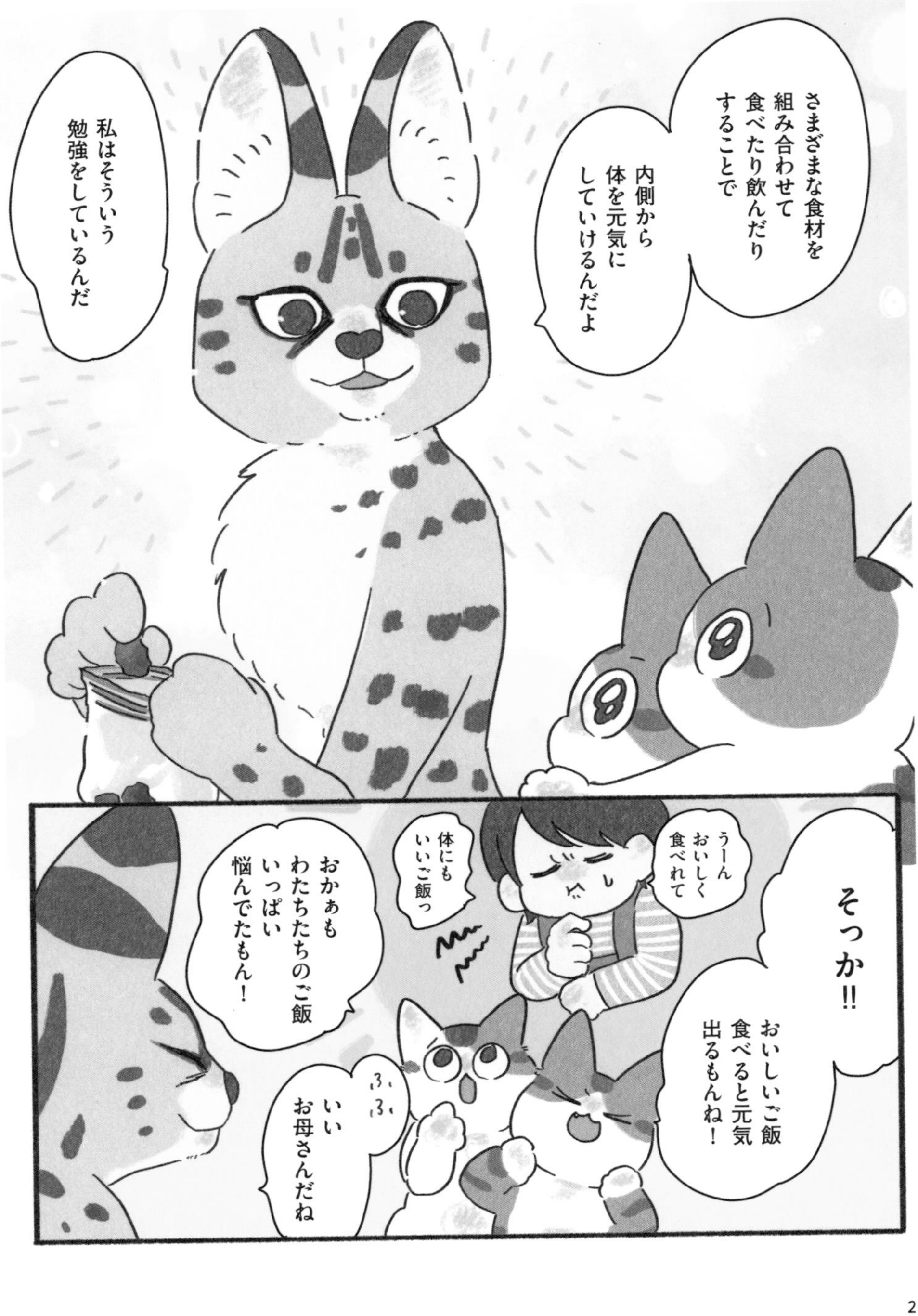
さまざまな食材を組み合わせて食べたり飲んだりすることで
内側から体を元気にしていけるんだよ
私はそういう勉強をしているんだ
そっか!!
おいしいご飯食べると元気出るもんね！
うーんおいしく食べれて
体にもいいご飯っ
おかぁもわたちたちのご飯いっぱい悩んでたもん！
ふふ
いいお母さんだね

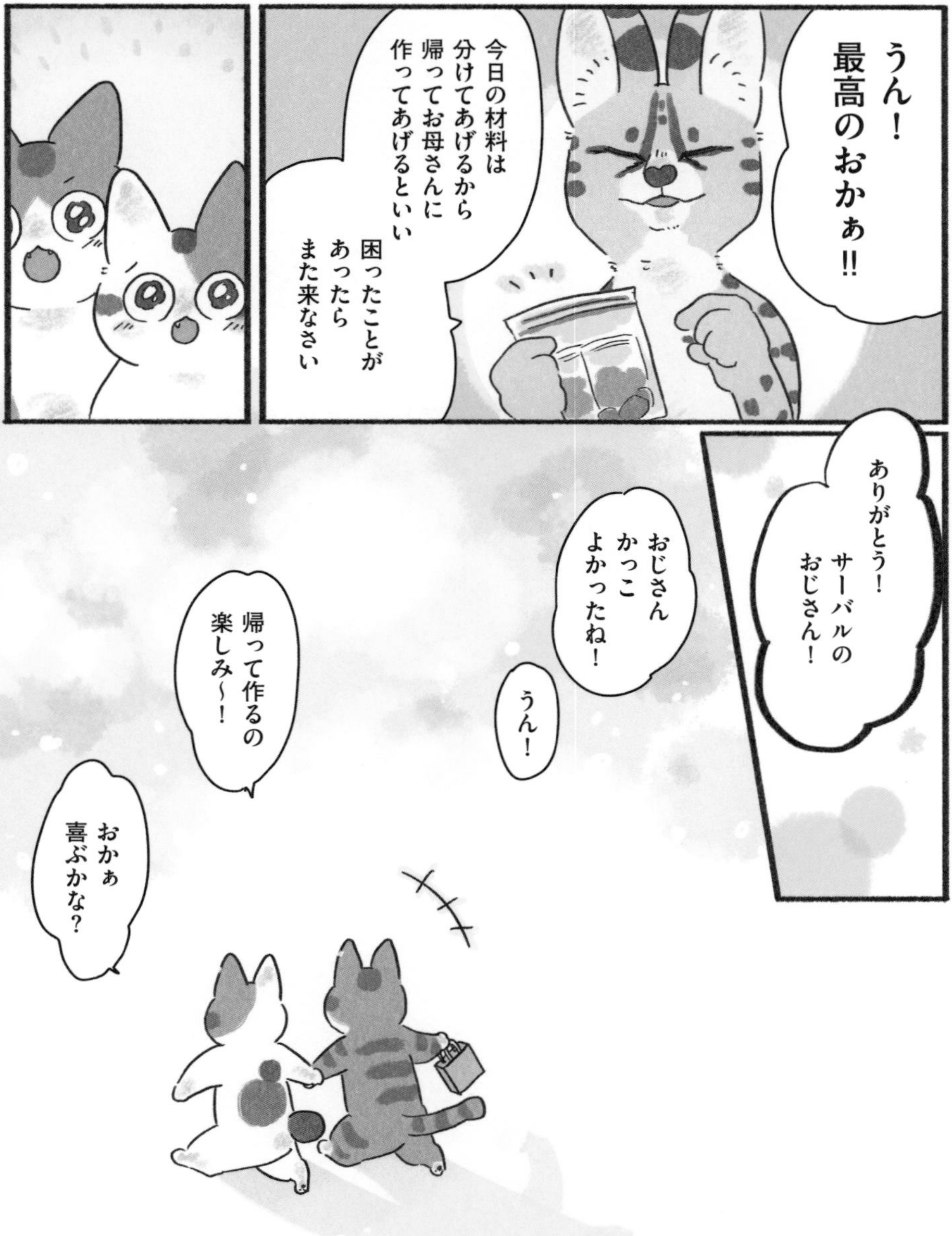
うん！最高のおかぁ!!
今日の材料は分けてあげるから帰ってお母さんに作ってあげるといい
困ったことがあったらまた来なさい
ありがとう！サーバルのおじさん！
おじさんかっこよかったね！
うん！
帰って作るの楽しみ～！
おかぁ喜ぶかな？

頑張り屋さんは要注意！胃腸のトラブルのお話

胃腸は食事の栄養から「気（エネルギー）」を生み出し、生命活動の基礎を支える、体の中でもひときわ大切にしたい臓腑。

胃の不調は原因からいくつかの種類に分けられますが、自分の不調がどのタイプにあたるのかを知って、タイプ別に対策するのがポイントになります。

①慢性タイプ（漫画のちこさんはこのタイプ）

慢性的に胃腸が弱い人は、疲れた時や体に負担がかかると胃痛が起きます。痛み方にも特徴があり、シクシク痛む、手を置いたりさすったりして温めたりすると楽になるといったものがあります。

このタイプの方は、米、かぼちゃ、じゃがいも、とうもろこし、キャベツ、りんごなどをよく摂るようにするといいでしょう。

食事の際は薄味のものをよく噛んで、腹八分目にすることを心がけましょう。

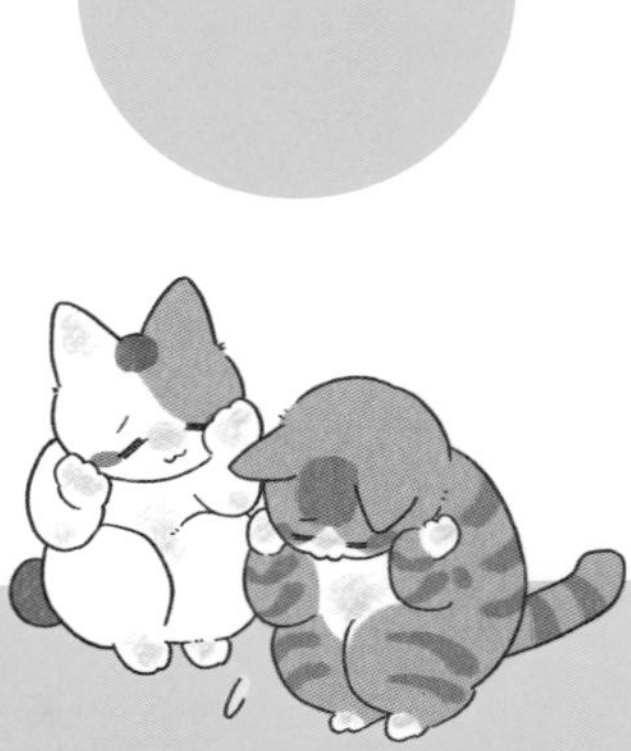

また溜まった疲れや睡眠不足は早めに解消するようにしましょうね。

②ストレスタイプ

過度なストレスを受けるなど、メンタルの影響によっても胃痛は起きます。その特徴は、お腹が張るような痛みで、特にストレスがかかると痛くなることが多いです。

食事で摂るのにおすすめなのは柑橘類、セロリ、パクチー、春菊、ミント、ハーブティー、スパイスなど。

普段からこまめにストレス発散をし、ストレッチやヨガで体の緊張を緩めたり、頭を揉んですっきりリフレッシュするようにしましょう。

③冷えタイプ

胃痛の種類の3つ目は、冷たいものや生もの、冷房や外気の寒さで痛みが生じるタイプです。痙攣性のキリキリした痛みや、冷やすと悪化・温めると緩和する痛みがあるのが特徴です。

このタイプの方は、体を温めるスパイス、黒糖、ニラ、ヨモギ、カブ、シナモンなどの食材を積極的に摂って、また毎日温かいお風呂につかる習慣をつけるようにしましょう。

おししょーの一言

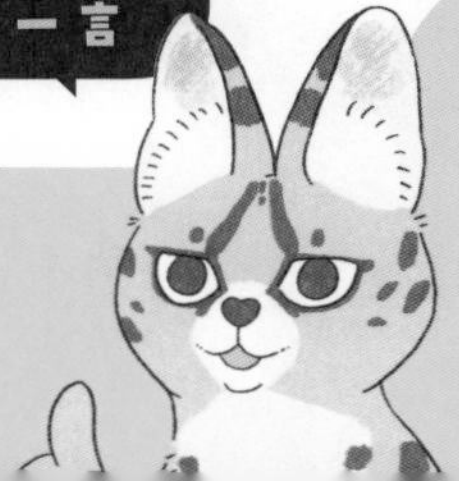

忙しすぎる毎日や過労、睡眠不足は「気」を消耗し、胃腸の働きを低下させるんだ。体を冷やさず、無理しすぎないことがすごく大切。効率よく仕事や家事を片づけるためにも、暖かくして、睡眠時間や休憩はしっかり取るようにするんだよ。

疲れた胃腸に効くレシピ

冷えタイプに

スパイス黒糖チャイ

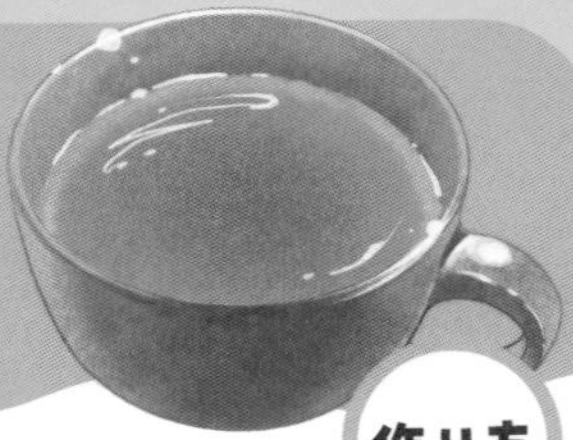

材料
（1人前）

水…150ml
牛乳…100ml
紅茶…ティーバッグ1袋
黒糖…適量
シナモンパウダー…適量
カルダモンパウダー…適量

作り方

1. 鍋に水を入れて沸かし、火を止め、紅茶のティーバッグを入れて蓋をし、2分蒸らす。
2. ティーバッグを取り出して黒糖、牛乳を加え火にかけ、煮立つ直前で火を止める。
3. シナモンパウダー、カルダモンパウダーを加えてよく混ぜカップに注いだら完成。

慢性タイプに

やまいもたっぷり青じそつくね

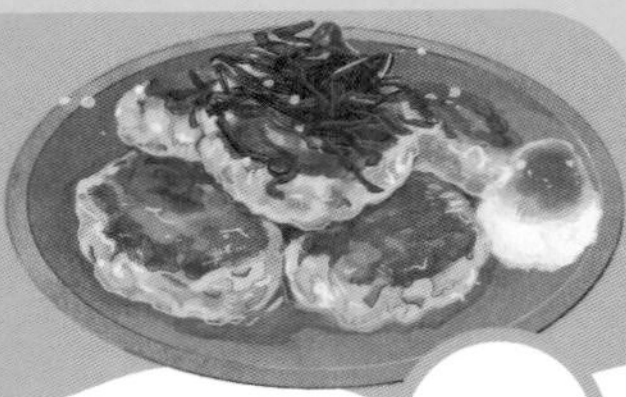

材料
（1人前）

鶏ひき肉…100g
やまいも…100g
大葉…5枚
酒…小1
塩・こしょう…少々
油…適量
大根おろし…適量
ポン酢…適量

作り方

1. やまいもと大葉は粗めのみじん切りにする。
2. ボウルに鶏ひき肉、酒、塩、こしょうを入れ、粘りが出るまでよく混ぜる。
3. やまいもと大葉を入れよく混ぜ合わせる。
4. フライパンを熱して油をひき、スプーンで形を整えながら中火で焼く。
5. 焼き色がついたら、蓋をして火が通るまで蒸し焼きする。
6. 焼き上がったらポン酢と大根おろしを添えて完成。

●計量単位は大1（大さじ1）＝約15ml / 約15g、小1（小さじ1）＝約5ml / 約5gです。
※材料によって違う場合があります。
●火加減は目安です。家庭用コンロ、IHヒーターなど機種により火力が異なりますので、様子を見て調整してください。

慢性タイプに

枝豆とエビのしんじょ

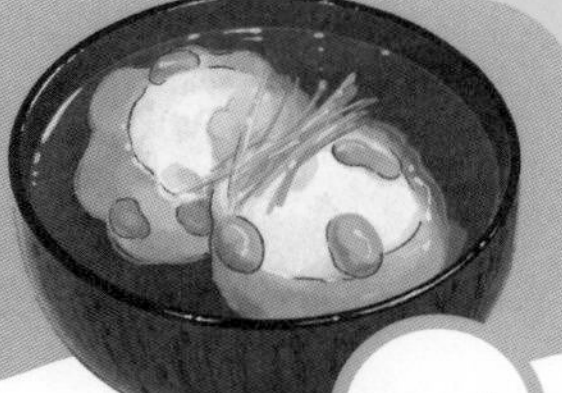

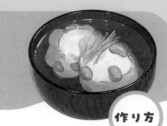

材料（1人前）

はんぺん…60g
枝豆…20g
エビ…20g
片栗粉…小1
おろししょうが…小1/4
水…200ml
白だし…大1/2
ゆずの皮…適量

作り方

1. はんぺんはポリ袋に入れて滑らかになるまで、よくすりつぶす。
2. エビは背わたを取り、食感が残る程度に刻む。枝豆はさっと塩茹でし、薄皮が気になる場合は取り除く。
3. 2と片栗粉、おろししょうがを1に入れ混ぜ合わせる。
4. 2等分にして、丸く成形する。
5. お鍋にお湯を沸かし、弱めの中火で5分茹でる。
6. 別の鍋に水と白だしを入れ中火で熱し沸いたら、器に注ぎ、茹で上がったしんじょ、千切りにしたゆずの皮を盛り付けたら完成。

慢性タイプ・冷えタイプに

さつまいもと鶏肉の炊き込みご飯

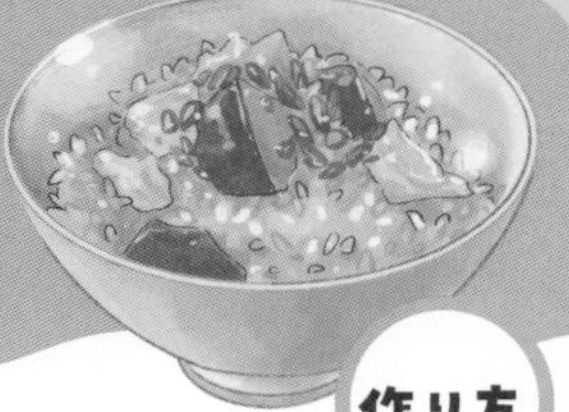

材料（2人前）

米…1合
さつまいも…100g
鶏もも肉…100g
☆しょうゆ…大1
☆みりん…大1
☆酒…大1/2
だし汁…150ml
刻みネギ（トッピング用）…適量

作り方

1. 鶏肉を2cm角に切り、☆と一緒にビニール袋に入れて漬けておく（約1時間）。
2. 米を洗い、30分ほど浸水させたらザルにあげておく。
3. さつまいもを2cm角に切り、10分くらい水にさらす。（2、3回は水を変える）
4. 土鍋に米、鶏肉（調味料ごと）、さつまいも、だし汁の順に入れ、火にかける。
5. 沸騰したら、弱火で12分。その後10分蒸らす。
6. 全体を混ぜ、お茶碗によそい刻みネギをのせたら完成。

※ご家庭の炊飯器で作る場合は、炊飯器ごとの水分量に合わせてだし汁を調節してください。

慢性タイプ・冷えタイプに

かぶとじゃがいものポタージュ

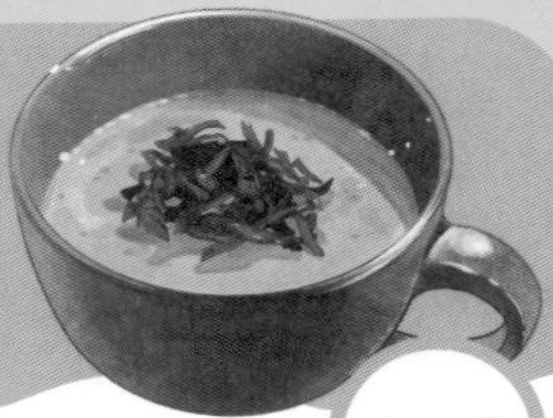

材料（1人前）

かぶ…3個（180g）
牛乳…150ml
じゃがいも（小）…1/2個（40g）
塩・こしょう…適量
大葉…2枚

作り方

1. 鍋に大2の水（分量外）とスライスしたかぶ、塩をひとつまみ入れて柔らかくなるまで10分ほど蒸す。
2. 柔らかくなったらハンドブレンダーでペースト状にする。
3. 2にすりおろしたじゃがいもと豆乳を入れとろみをつける。
4. 最後に塩こしょうで味を調え、千切りにした大葉を散らして完成。

※じゃがいもは変色しやすいので、入れる直前にすりおろす。

ストレス・慢性タイプに

キャベツとオレンジのホットマリネ

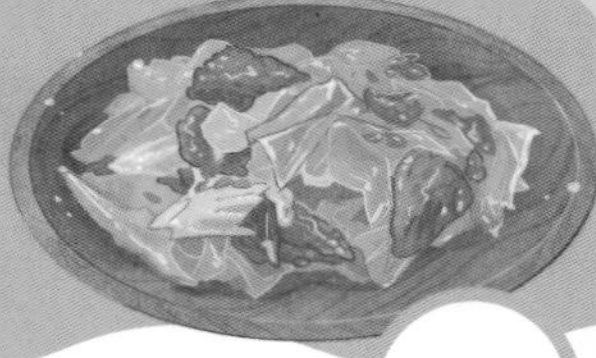

材料（1人前）

キャベツ…100g
玉ねぎ…20g
オレンジの果肉…50g
オリーブオイル…小2
白ワインビネガー…小2
塩…ふたつまみ

作り方

1. キャベツの葉を手で一口大にちぎる。芯は包丁で繊維を断ち切るように薄切りにする。
2. フライパンにキャベツと薄切りした玉ねぎ、大2の水（分量外）を入れ、蓋をして3分ほど中火で蒸し焼きにする。
3. ボウルに白ワインビネガーと塩を合わせ、そこにオリーブオイルを入れて、乳化するようにしっかり混ぜる。
4. オレンジの果肉と2を入れ、混ぜ合わせたら完成。

1話

積極的に食べたい食材は？

慢性タイプには

- 米
- 鶏肉
- かぼちゃ
- やまいも
- じゃがいも
- エビ
- とうもろこし
- タラ
- キャベツ
- 枝豆
- りんご
- さつまいも

冷えタイプには

- 黒糖
- しょうが
- ニラ
- 玉ねぎ
- ヨモギ
- 鶏肉
- かぶ
- 羊肉
- シナモン
- カルダモン
- 長ねぎ

ストレスタイプには

- セロリ
- 三つ葉
- パクチー
- 大葉（しそ）
- 春菊
- 玉ねぎ
- ミント
- オレンジ
- ハーブティー
- フェンネル
- そば
- パプリカ

生活養生のポイント

1. 食事は腹八分目
薄味のものをよく噛んで食べる
2. 冷たい食べ物や飲み物を
できるだけ避ける
3. 夜更かし厳禁
けっして体に無理をさせず、
しっかり睡眠をとる

オススメのツボ　中脘（ちゅうかん）

場所
みぞおちとおへそを
結んだ線の中心あたり

押し方
優しく指で押したり、カイロや温タオルなど
で暖めるのも効果的。このツボは
胃痛のほかにも食欲不振、胃腸の疲れ、
消化不良、胃もたれなどにも
効果があります。

第2話 風邪編 ～食材の可能性～

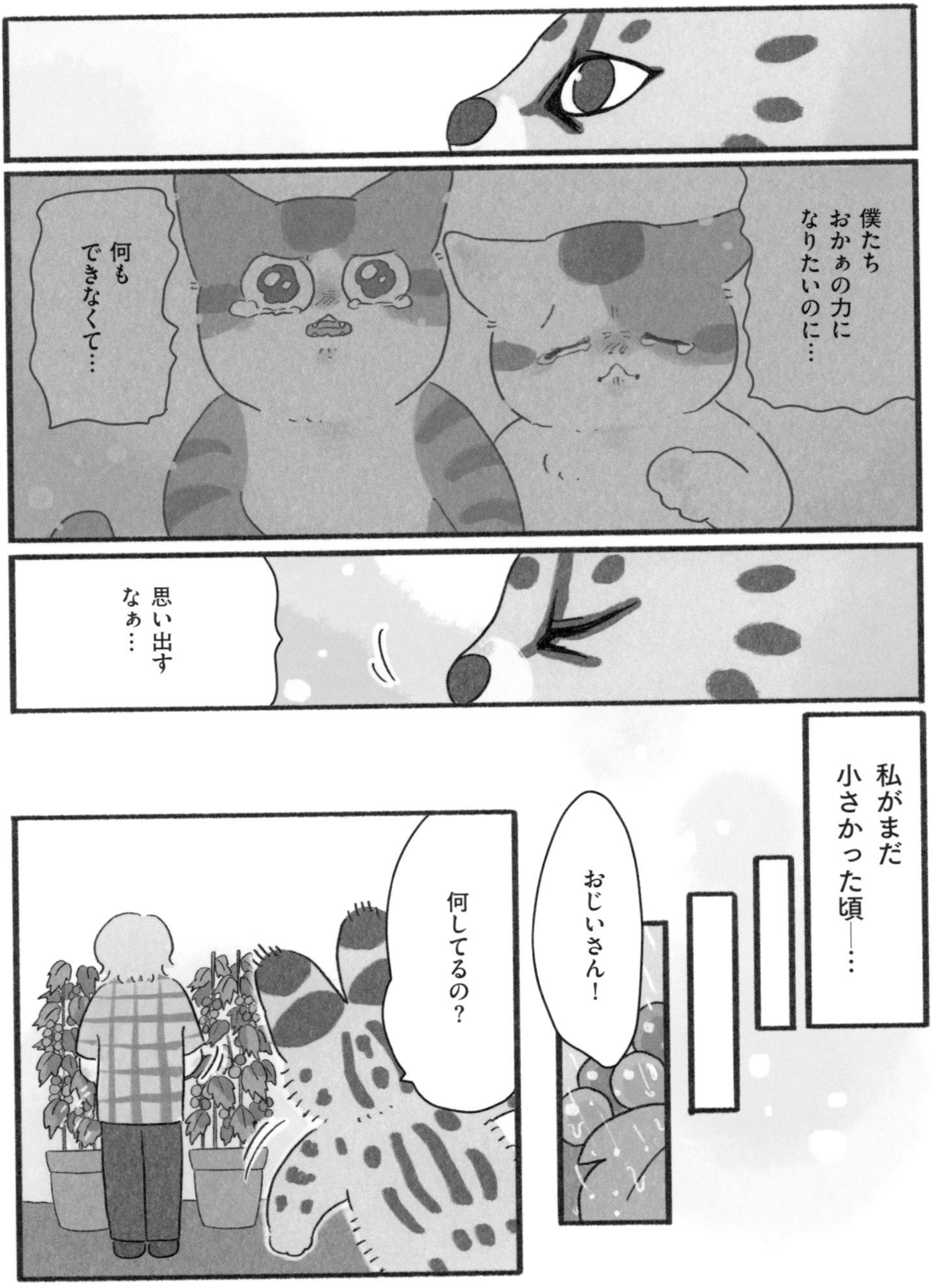
僕たち
おかぁの力に
なりたいのに…
何も
できなくて…
思い出す
なぁ…
私がまだ
小さかった頃——…
おじいさん！
何してるの？

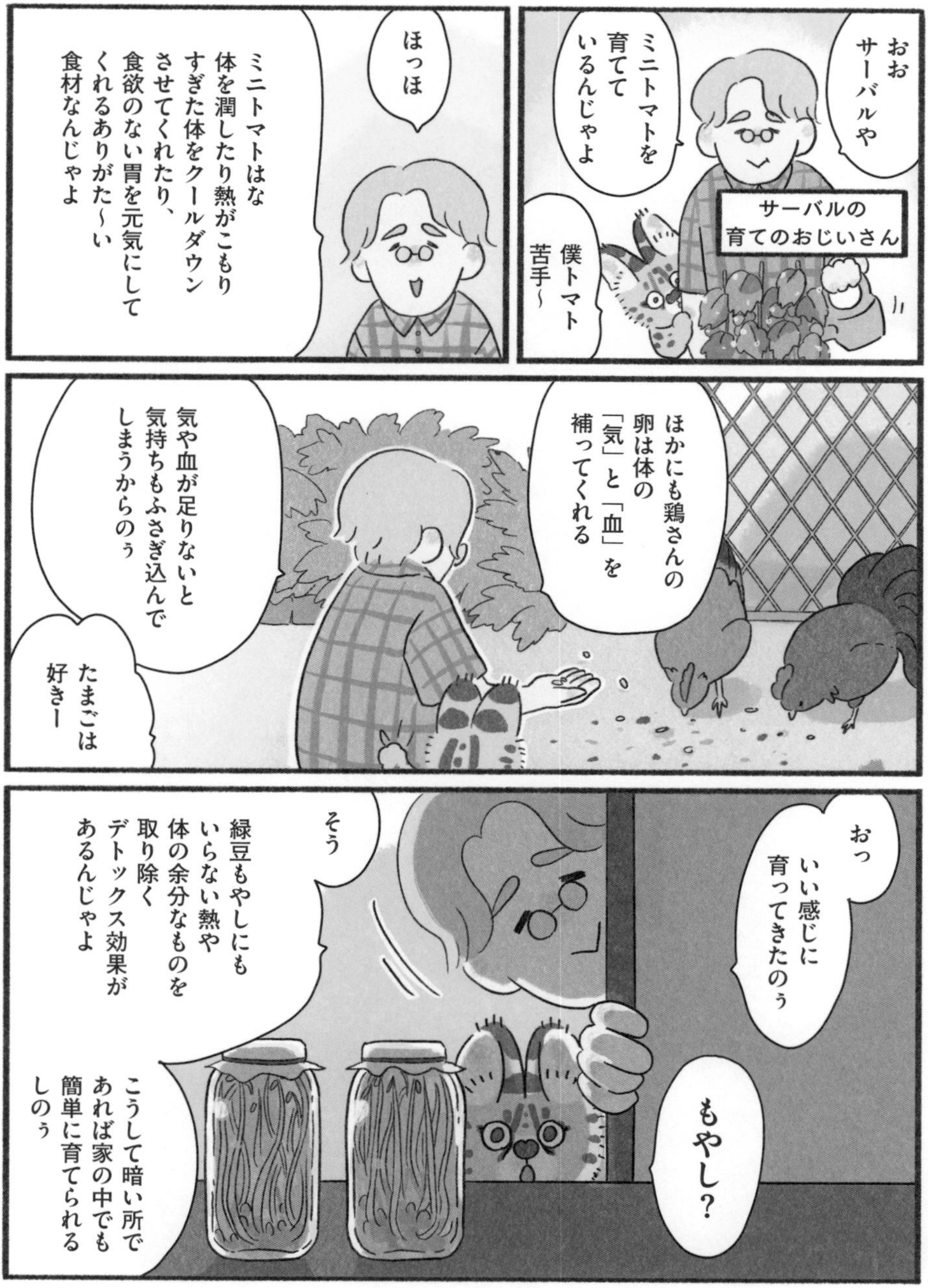
おお
サーバルや
ミニトマトを育てているんじゃよ
サーバルの育てのおじいさん
僕トマト苦手〜
ほっほ
ミニトマトはな体を潤したり熱がこもりすぎた体をクールダウンさせてくれたり、食欲のない胃を元気にしてくれるありがた〜い食材なんじゃよ
ほかにも鶏さんの卵は体の「気」と「血」を補ってくれる
気や血が足りないと気持ちもふさぎ込んでしまうからのぅ
たまごは好きー
おっ
いい感じに育ってきたのぅ
もやし？
そう
緑豆もやしにもいらない熱や体の余分なものを取り除くデトックス効果があるんじゃよ
こうして暗い所であれば家の中でも簡単に育てられるしのぅ

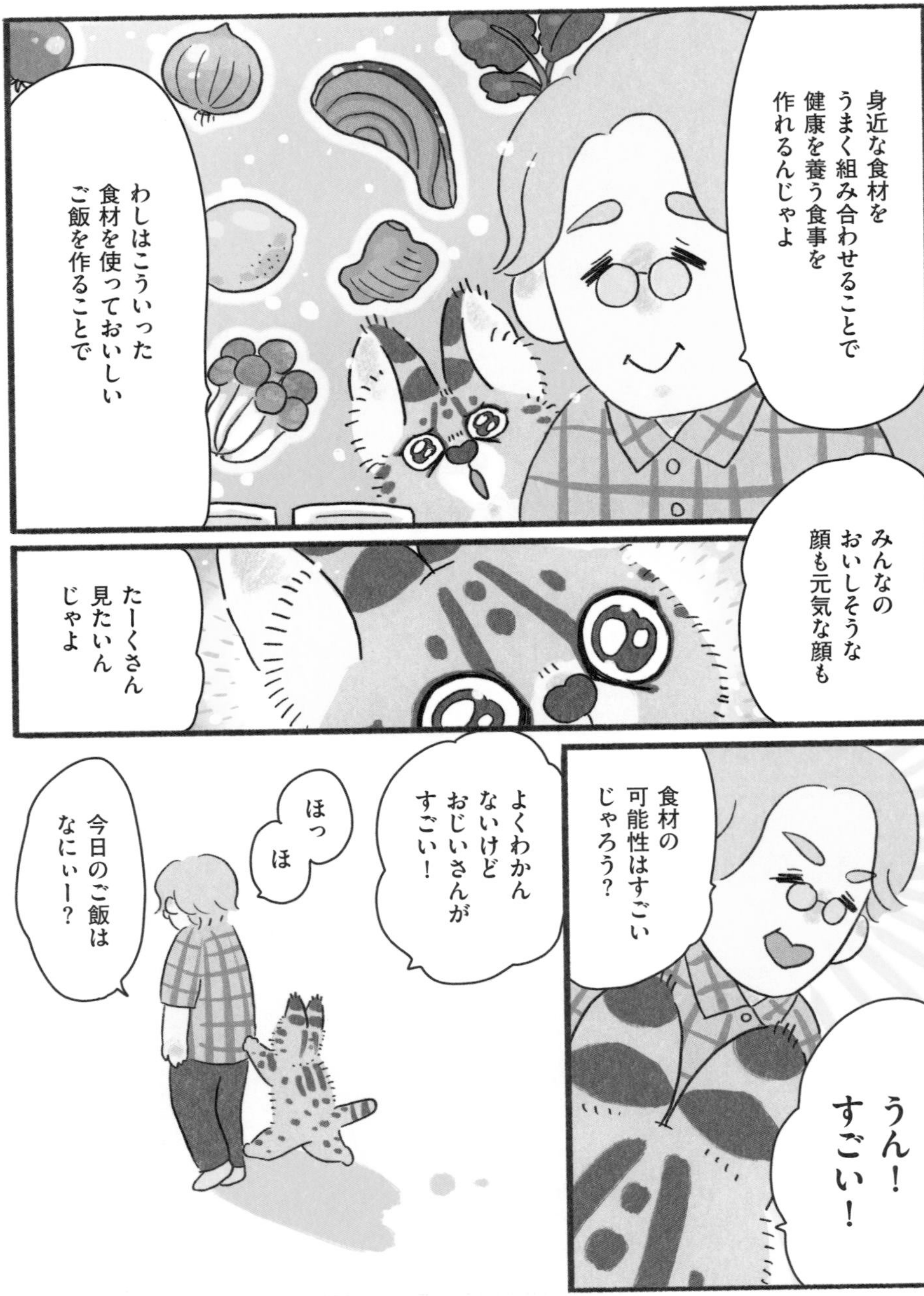
身近な食材をうまく組み合わせることで健康を養う食事を作れるんじゃよ
わしはこういった食材を使っておいしいご飯を作ることで
みんなのおいしそうな顔も元気な顔も
たーくさん見たいんじゃよ
食材の可能性はすごいじゃろう?
うん!すごい!
よくわかんないけどおじいさんがすごい!
ほっほ
今日のご飯はなにぃー?

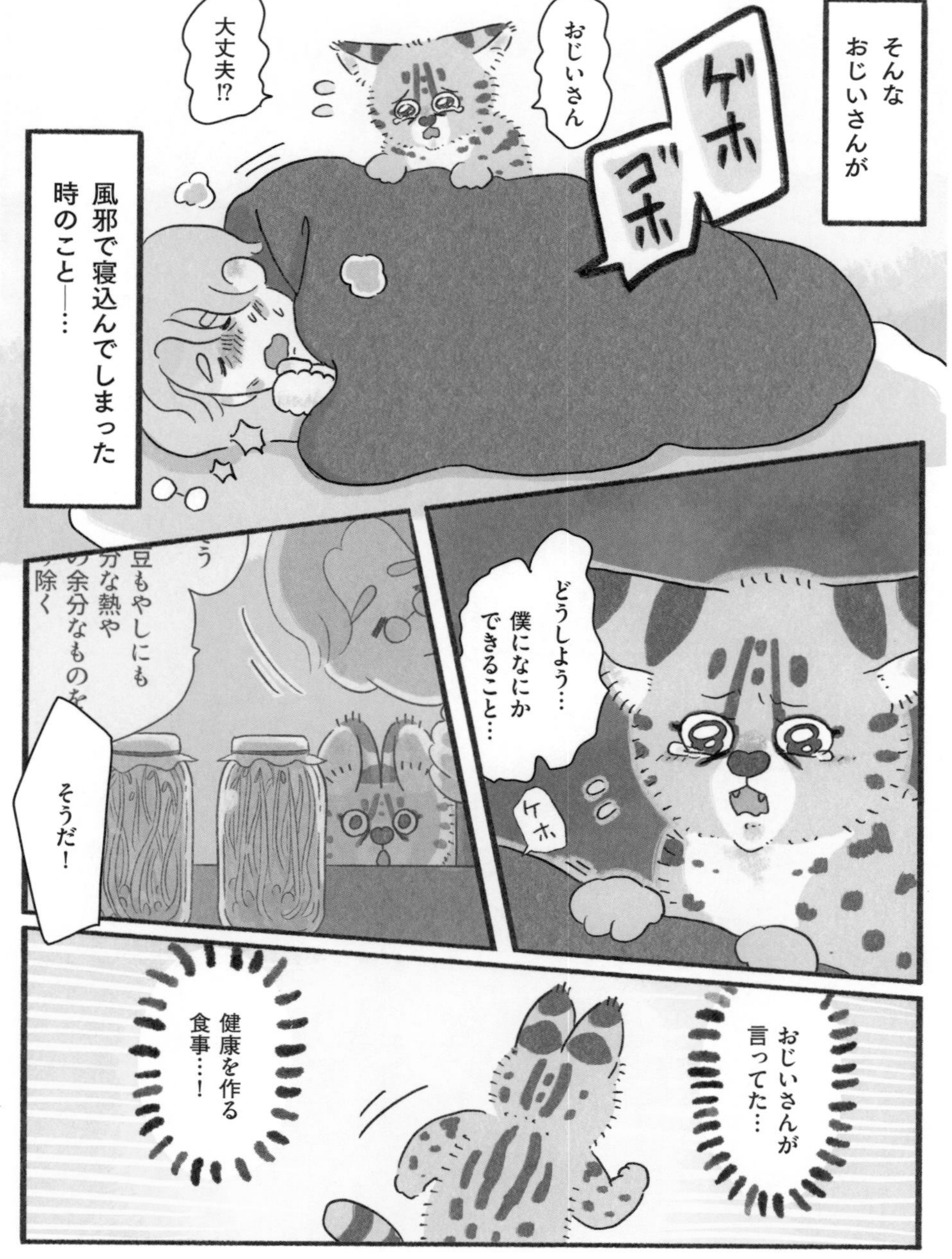
そんなおじいさんが
ゲホ ゴホ
おじいさん
大丈夫!?
風邪で寝込んでしまった時のこと——…
どうしよう…僕になにかできること…
ケホ
豆もやしにも
そうだ!
おじいさんが言ってた…
健康を作る食事…!

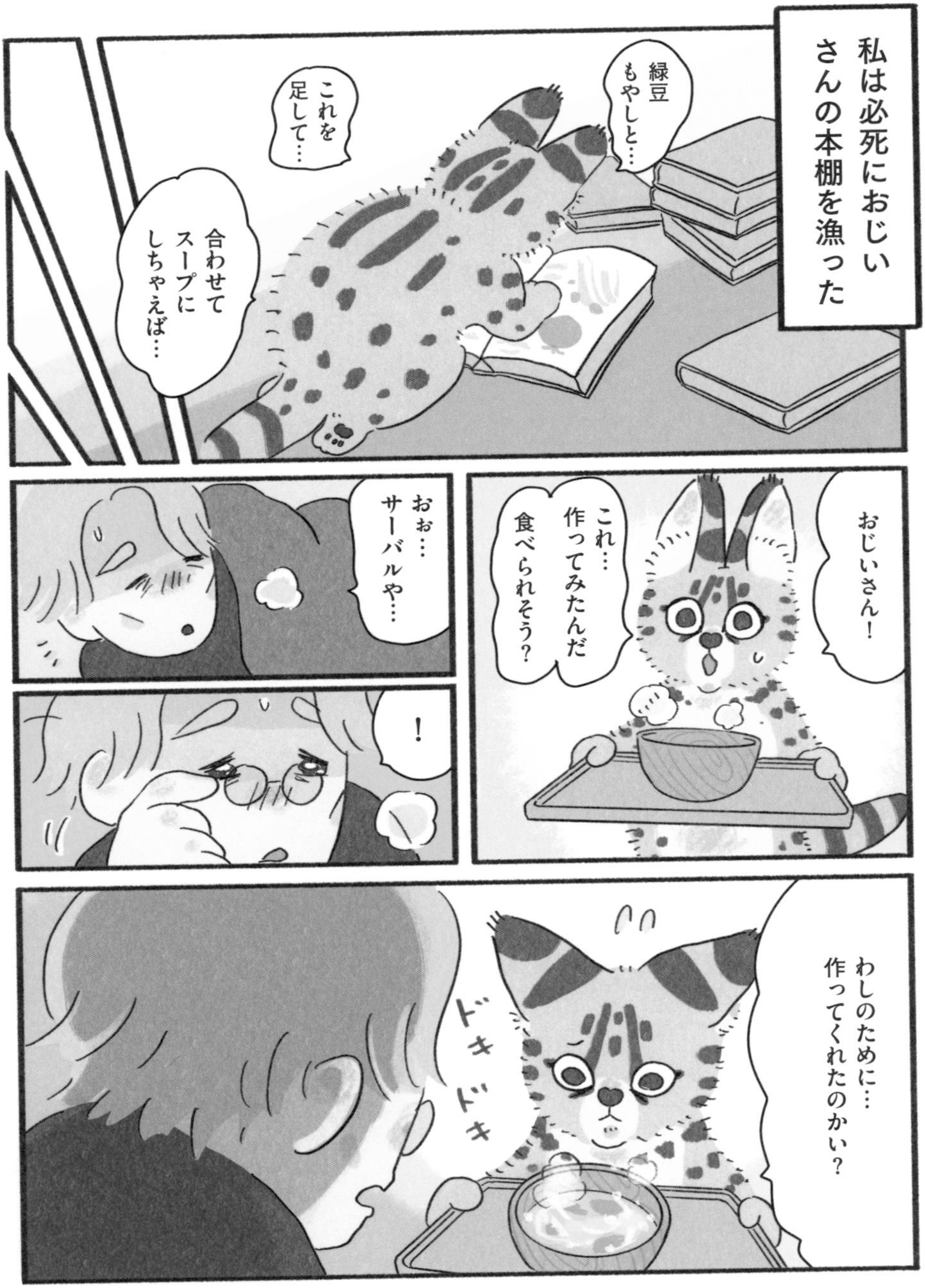
私は必死におじいさんの本棚を漁った
緑豆もやしと…
これを足して…
合わせてスープにしちゃえば…
おじいさん！
これ…作ってみたんだ食べられそう？
おぉ…サーバルや…
！
わしのために…作ってくれたのかい？
ドキドキ

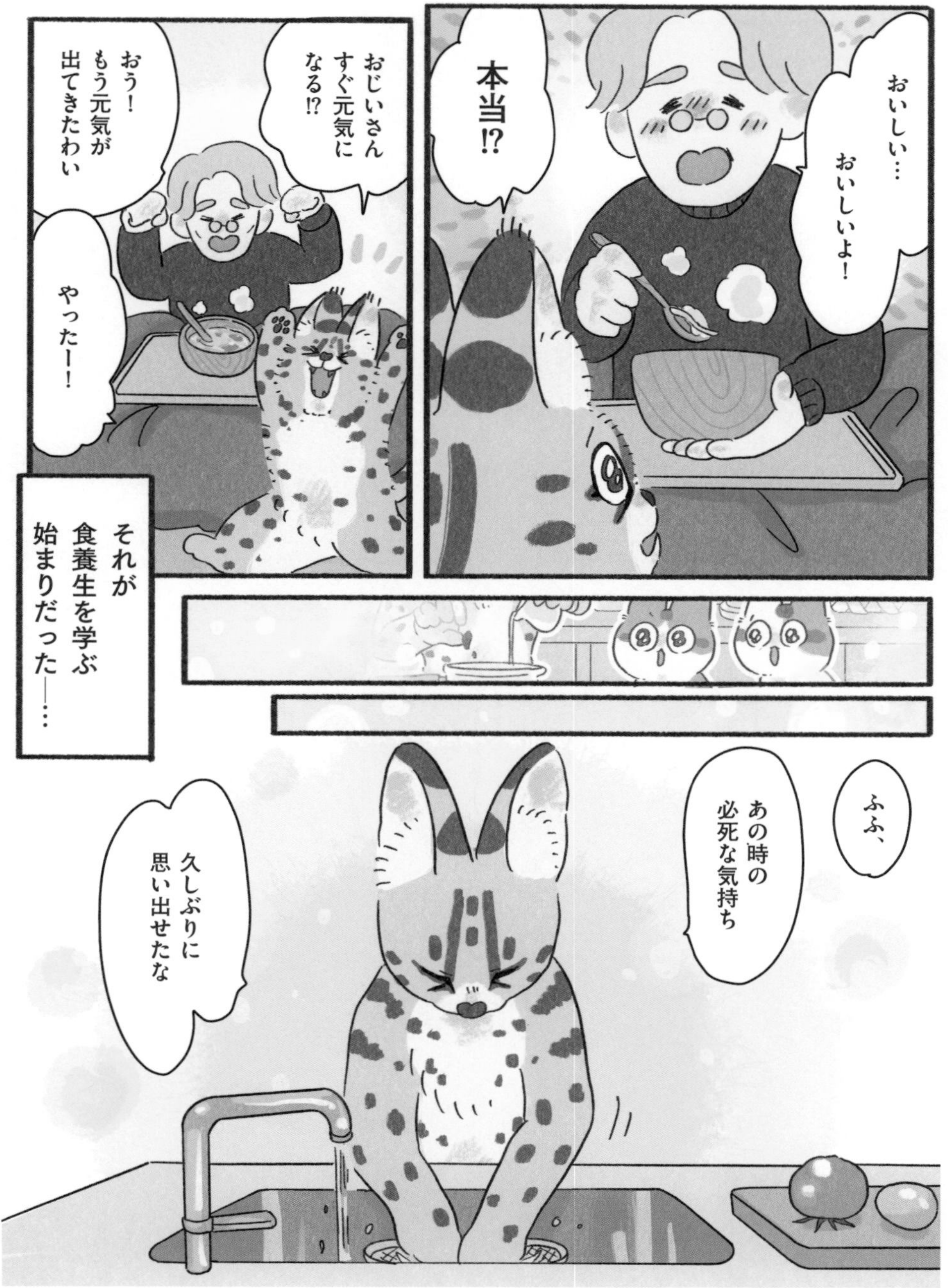
おいしい…
おいしいよ!
本当!?
おじいさん すぐ元気に なる!?
おう! もう元気が 出てきたわい
やったー!
それが 食養生を学ぶ 始まりだった——…
ふふ、
あの時の 必死な気持ち
久しぶりに 思い出せたな

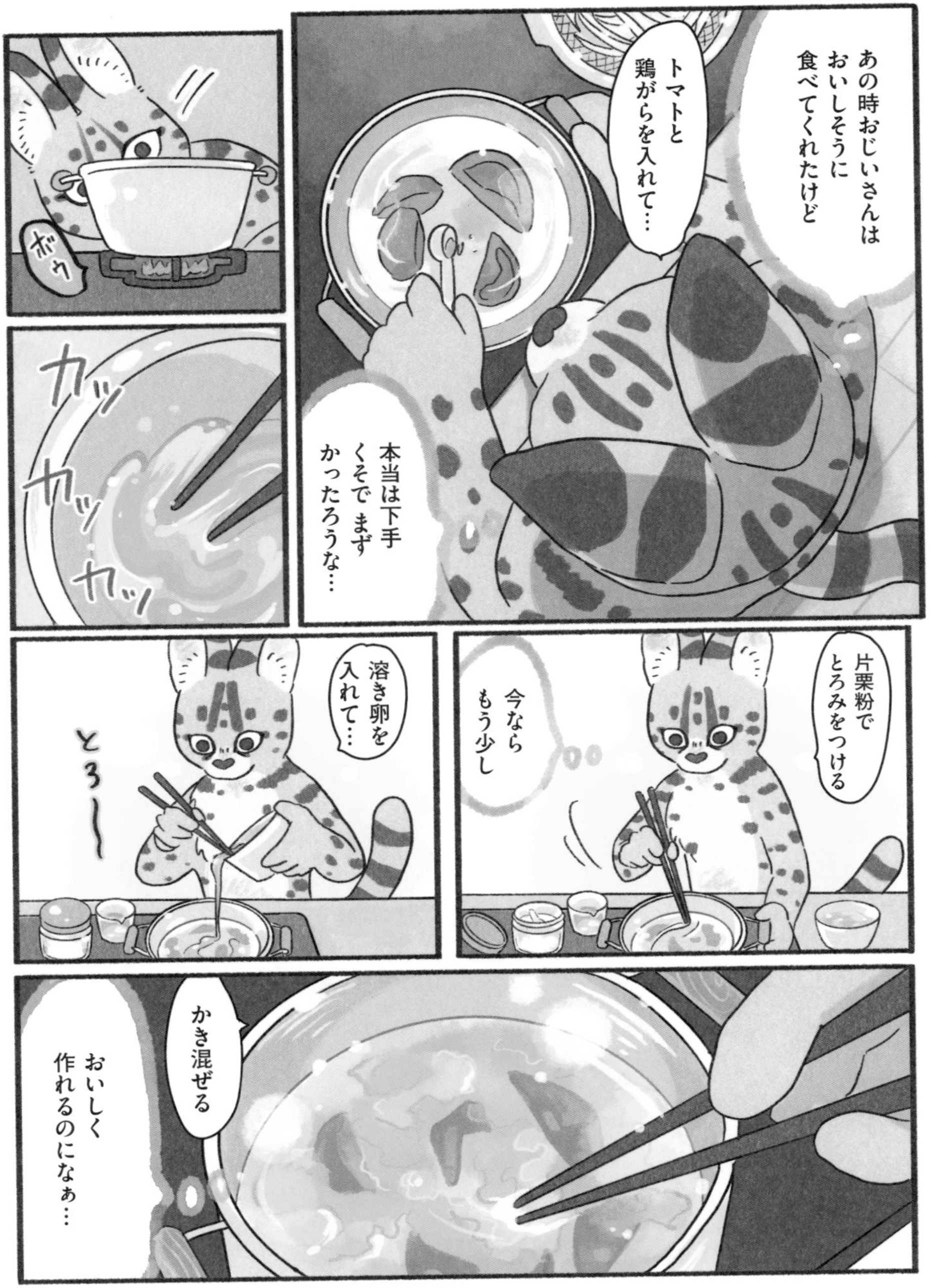
あの時おじいさんは
おいしそうに
食べてくれたけど
トマトと
鶏がらを入れて…
本当は下手
くそでまず
かったろうな…
ボウ
カッ
カッ
カッ
片栗粉で
とろみをつける
今なら
もう少し
溶き卵を
入れて…
とろ〜〜
かき混ぜる
おいしく
作れるのになぁ…

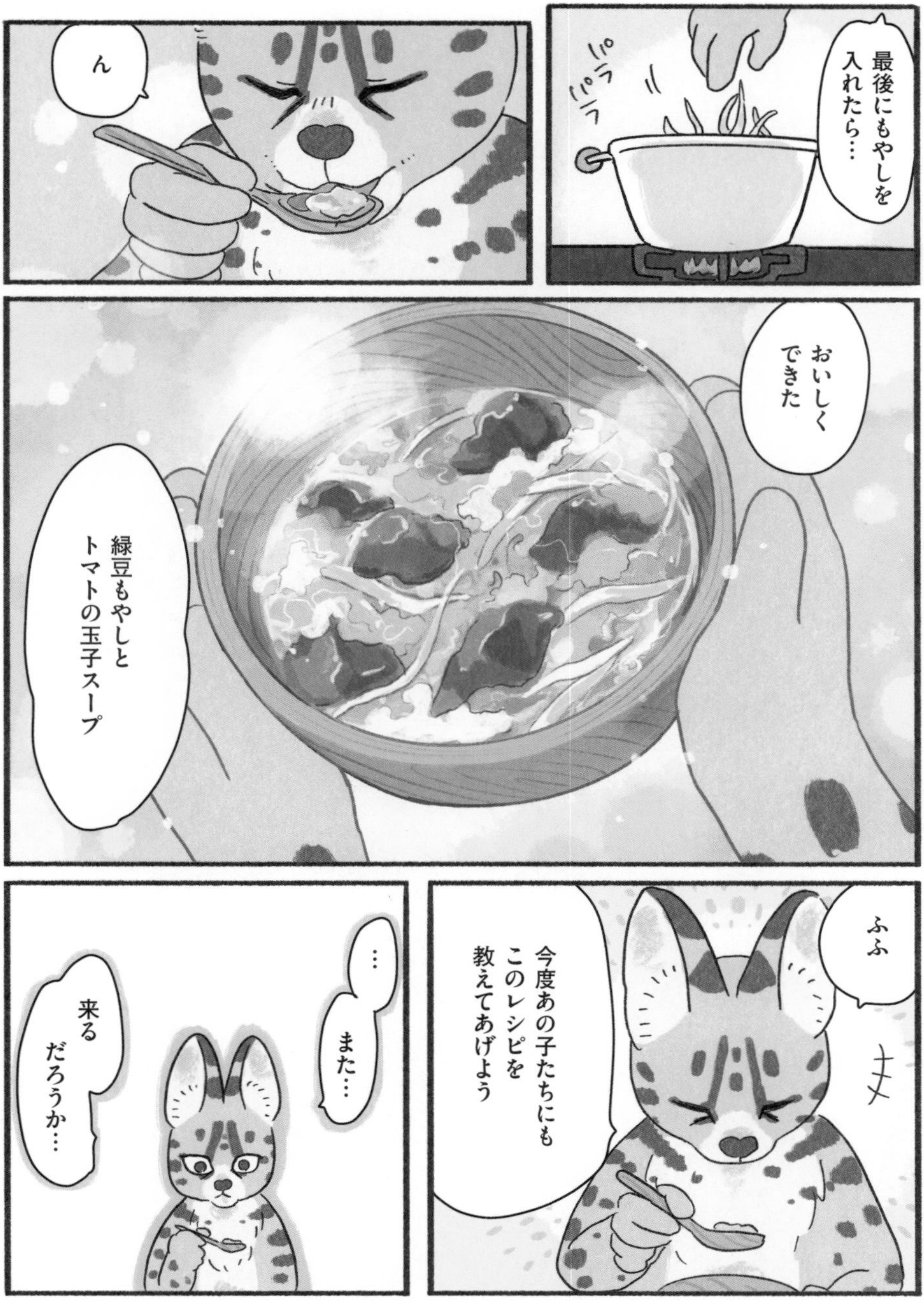
最後にもやしを
入れたら…
パラ
パラ
ん
おいしく
できた
緑豆もやしと
トマトの玉子スープ
ふふ
今度あの子たちにも
このレシピを
教えてあげよう
また…
…
来る
だろうか…

あなたの風邪は何色？タイプで治す風邪のお話

ひとくちに風邪といっても、時期や体調によって不調の出方はさまざま。タイプ別に対策することで、より的確に対応することができます。

①寒の風邪（青い風邪）

風邪の引きはじめによくあるゾクゾクする寒気や頭痛、関節の痛み、肩こり、透明な鼻水がダラダラ出るなどの症状が見られる寒の風邪。これを東洋医学では「青い風邪」と言います。

こんな時は、体を温める効果のあるねぎ、しょうが、ニラ、にんにく、三つ葉、大葉（しそ）、卵酒などを摂るようにしましょう。

②熱の風邪（赤い風邪）

次は発熱、のどの腫れや痛み、黄色く粘っこい鼻水や痰、のどの渇きなどの症状が見られる熱の風邪。これは「赤い風邪」と言います。

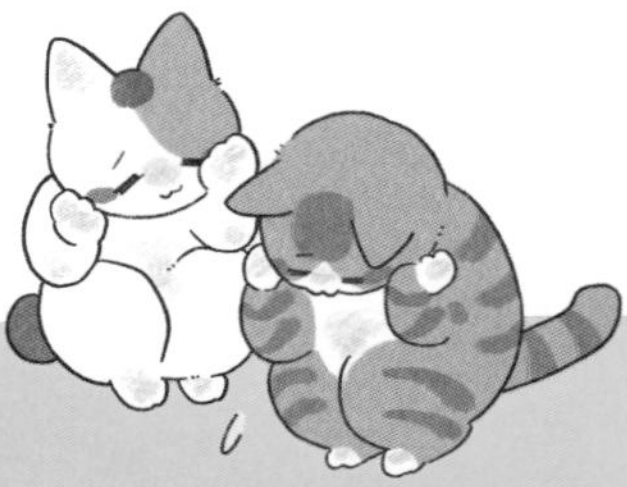

この時摂りたい食材は大根、ごぼう、レタス、梨、柿、ゆず、りんご、緑茶、菊花茶など。これらの食材は体の余分な熱を取ってくれる効果があります。また大根アメを作って食べるのもいいと思います。

③お腹の風邪（黄色い風邪）

そして風邪のタイプのもうひとつは、全身が重だるく、胃腸症状をともなう風邪、「黄色い風邪」です。この時は、お腹を温めて胃腸の働きを高め、水分代謝を助けてくれるような食材――かぼちゃ、にんじん、米、小豆、はと麦、みょうが、にんにく、いんげん豆、八角、山椒の実、大葉（しそ）、しょうがなどを積極的に摂るようにしましょう。

④咳の風邪

さらに、風邪のつらい症状はおさまったのに空咳や痰がからむ咳が長く続くこともありますね。そんな時は、体の潤いを補う食材が効果的です。

ごぼう、れんこん、ゆり根、白きくらげ、豆乳、きのこ類、大豆製品、はちみつ、金柑などを摂るようにしてみてくださいね。

風邪をあせって治そうとするのは逆効果です。自分の体が疲れていたんだと自覚して、いつも頑張ってくれている体をいたわりましょう。

おししょーの一言

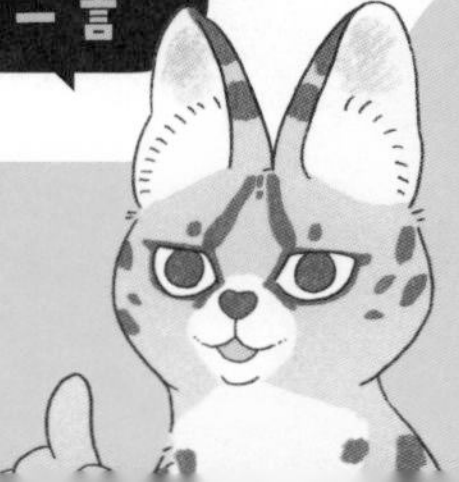

風邪は「早めの対策＆ゆっくり治す」が鉄則。風邪を引いてしまったら、自分の食事や生活習慣を振り返って見直すチャンスだと思おう。暴飲暴食や寝不足、家事や仕事の頑張りすぎが続かないように気をつけようね。

風邪の諸症状に効くレシピ

熱の風邪（赤い風邪）に

緑豆もやしとトマトの玉子スープ

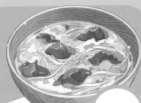

材料（2人前）

水…400ml
緑豆もやし…1/2袋
トマト…1個
卵…1個
鶏がらスープの素…小2
塩…適量
水溶き片栗粉…適量

作り方

1. トマトは食べやすい大きさに切る。卵はお箸で溶いておく。
2. 鍋に水、トマト、鶏がらスープの素を入れ火にかける。
3. 沸騰したら鍋の中を混ぜながら、水溶き片栗粉を入れ、とろみをつける。
4. 煮立っている鍋の中をお箸でくるくるかき回しながら、卵を少しずつ鍋に入れる。
5. 全部入れ終えたら、お箸で鍋を5回ほどかき回す。
6. もやしを入れ、お好みの硬さで火を止める。塩で味を調えたら完成。

寒の風邪（青い風邪）に

鶏肉しょうが粥

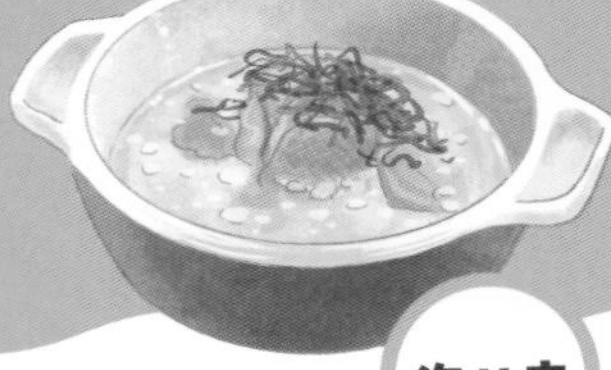

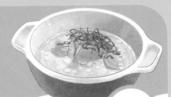

材料（1人前）

鶏手羽元…3本
しょうが（スライス）…1/2かけ
大葉（千切り）…2枚
にんにく（つぶす）…1/2かけ
米…1/4合
もち米…大1
水…600ml
塩・こしょう…少々

作り方

1. 米ともち米は研いでおく。
2. 鍋に大葉、塩・こしょう以外の材料を入れ、中火にかける。
3. 沸騰し始めたら、木べらで鍋底に米がつかないよう優しく混ぜる。
4. 弱火にして箸1本分の隙間をあけて蓋をし、さらに加熱する。
5. 30分ほど経って米が柔らかくなったら、塩、こしょうで味を調え、器に入れ、千切りにした大葉を散らして完成。

●計量単位は大1（大さじ1）＝約15ml / 約15g、小1（小さじ1）＝約5ml / 約5gです。
※材料によって違う場合があります。
●火加減は目安です。家庭用コンロ、IHヒーターなど機種により火力が異なりますので、様子を見て調整してください。

お腹の風邪（黄色い風邪）に

はと麦と鶏肉のスープ

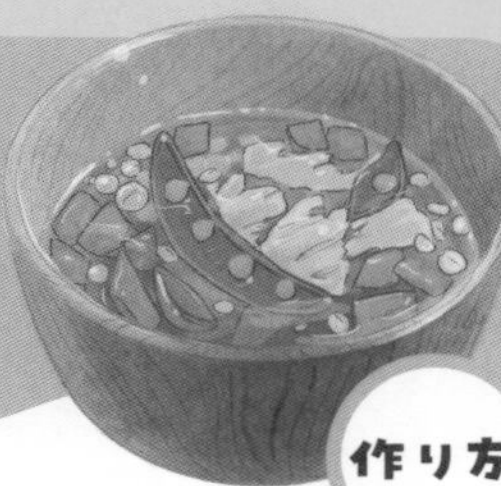

材料（1人前）

はと麦…20g
鶏むね肉…60g
酒…小1
片栗粉…小1
しょうゆ…小1/4
にんじん（あられ切り）…30g
スナップえんどう（斜め切り）…2さや
だし汁…250ml
塩…少々

作り方

1. はと麦はたっぷりのお湯で柔らかくなるまで茹でる。
2. ボウルに削ぎ切りした鶏むね肉、酒、しょうゆ、片栗粉を加えて揉み込む。
3. 鍋にだし汁、はと麦、にんじんを入れ火にかける。沸騰したら鶏むね肉を入れ、火が通ったらスナップえんどうを入れる。
4. 塩で味を調えたら完成。

咳の風邪に

れんこんのすりおろしスープ

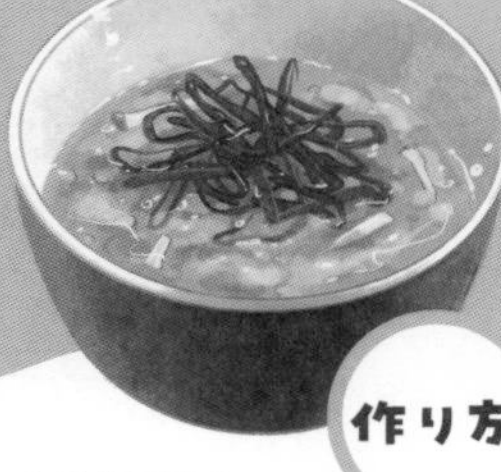

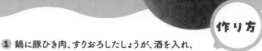

材料（1人前）

れんこん…70g
エリンギ…1/2本
豚ひき肉…25g
酒…大1
水…200ml
しょうが…少々
小ねぎ…少々
薄口しょうゆ…小1/4
塩…少々

作り方

1. 鍋に豚ひき肉、すりおろしたしょうが、酒を入れ、木ベラで豚ひき肉がそぼろ状になるように混ぜながら火にかける。
2. 1に水、短冊切りにしたエリンギを入れ、弱めの中火で煮る。
3. れんこんを鍋に入れる直前にすりおろし、2に入れる。
4. とろみが出てきたら薄口しょうゆと塩で味を調え、器に盛る。小ねぎを散らしたら完成。

寒の風邪（青い風邪）の時に

あったかフルーツ葛湯（青い風邪用）

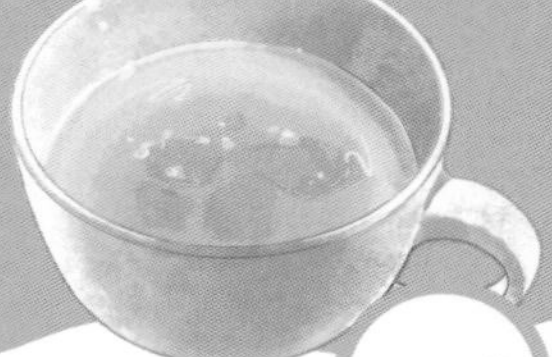

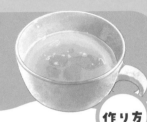

材料（1人前）

葛粉…大1
水…200ml
桃…50g
はちみつ…適量

フルーツは金柑、さくらんぼ、杏、ザクロなどでもOK。

作り方

1. 小鍋に葛粉と水（大1）を加え、ダマにならないように溶く。
2. 残りの水を加え、弱火にかけて手早くかき混ぜる。
3. 葛が透き通ったら、果物とはちみつを入れさっと混ぜて完成。

※はちみつは1歳未満の乳児には与えないでください。

熱の風邪（赤い風邪）の時に

あったかフルーツ葛湯（赤い風邪用）

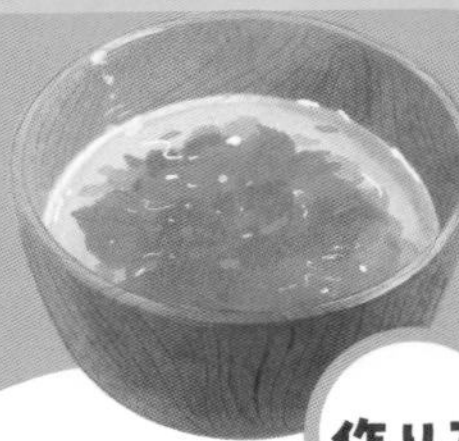

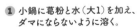

材料（1人前）

葛粉…大1
水…200ml
グレープフルーツ…50g
はちみつ…適量

フルーツはいちご、キウイ、オレンジ、梨、びわなどでもOK。

作り方

1. 小鍋に葛粉と水（大1）を加え、ダマにならないように溶く。
2. 残りの水を加え、弱火にかけて手早くかき混ぜる。
3. 葛が透き通ったら、果物とはちみつを入れさっと混ぜて完成。

※はちみつは1歳未満の乳児には与えないでください。

2話

積極的に食べたい食材は？

熱の風邪には		お腹の風邪には	
大根	緑豆もやし	かぼちゃ	鶏肉
ごぼう	トマト	にんじん	スナップえんどう
レタス	グレープフルーツ	米	大葉（しそ）
梨	カニ	小豆	八角
ゆず	卵	はと麦	こしょう
りんご	緑茶	みょうが	陳皮（みかんの皮）

寒の風邪には		咳の風邪には	
ねぎ	みょうが	ごぼう	はちみつ
しょうが	鶏肉	れんこん	ビワ
ニラ	もち米	ゆり根	シラウオ
にんにく	桃	白きくらげ	卵白
三つ葉	金柑	エリンギ	豆腐
大葉（しそ）	シナモン	豚肉	梨

生活養生のポイント

1 暖かい服装やゆっくり入浴を心がけ、体の陽気を守る
2 外出後は「うがい」「手洗い」をしっかりする
3 食事は「火の通った野菜をたっぷり」を心がけて
4 こまめな換気で、部屋の空気を入れ替える

オススメのツボ ― 大椎（だいつい）

場所

背骨のところにあり、首を下に曲げると一番飛び出る骨のすぐ下の凹みあたり

押し方

風邪の引きはじめにいいツボ。ドライヤーやカイロなどでじんわり汗が出るくらいまで温めましょう。熱の風邪であれば、※風池（ふうち）のツボもおすすめ。

※首の後ろのくぼみの外側、髪の生えぎわのあたり

第3話 不眠編 ～おししょー爆誕～

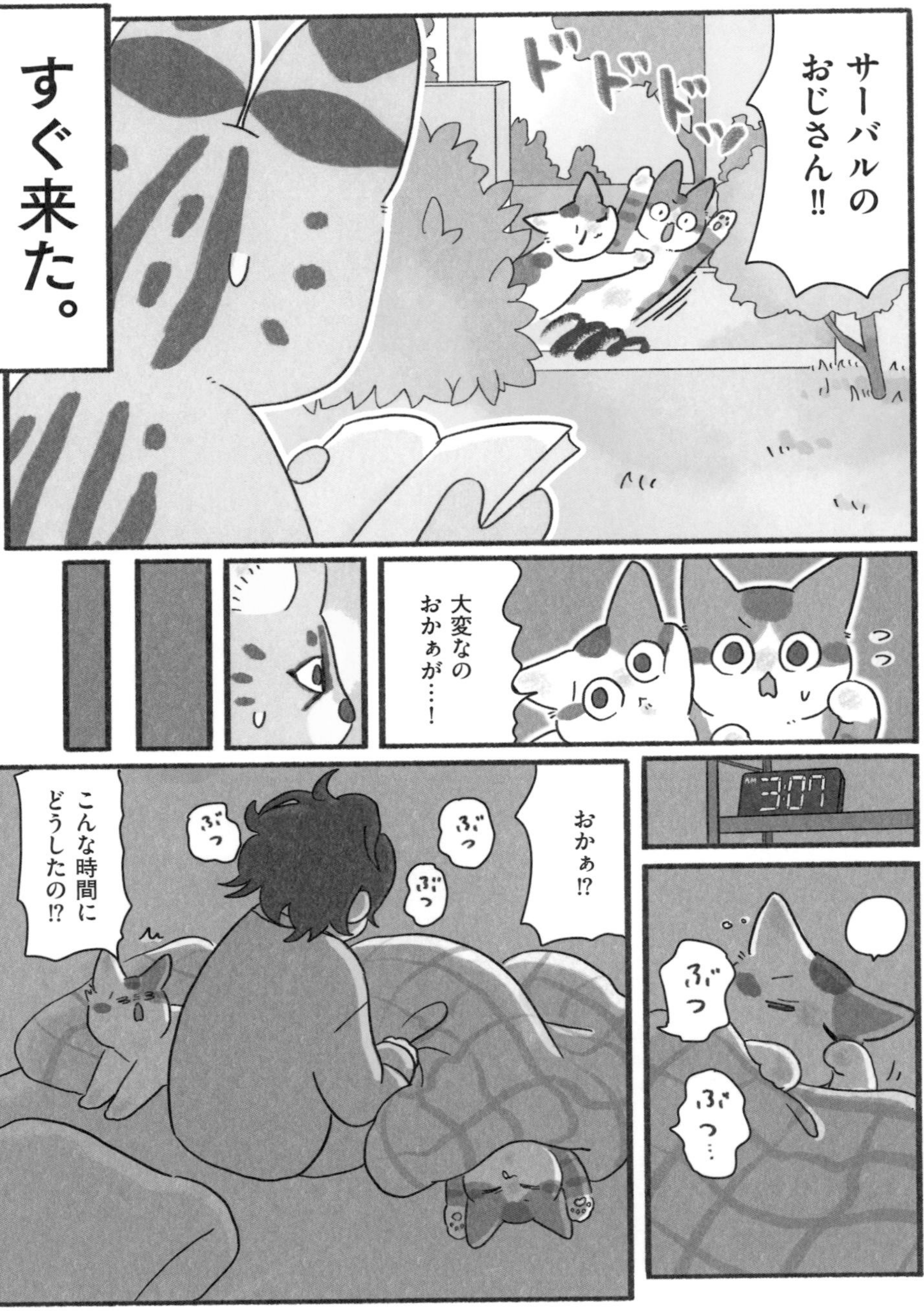

サーバルのおじさん!!
ドドドッ
すぐ来た。
つつ
大変なのおかぁが……!
3:07
ぶっ
ぶっ…
おかぁ!?
ぶっ
ぶっ
ぶっ
こんな時間にどうしたの!?

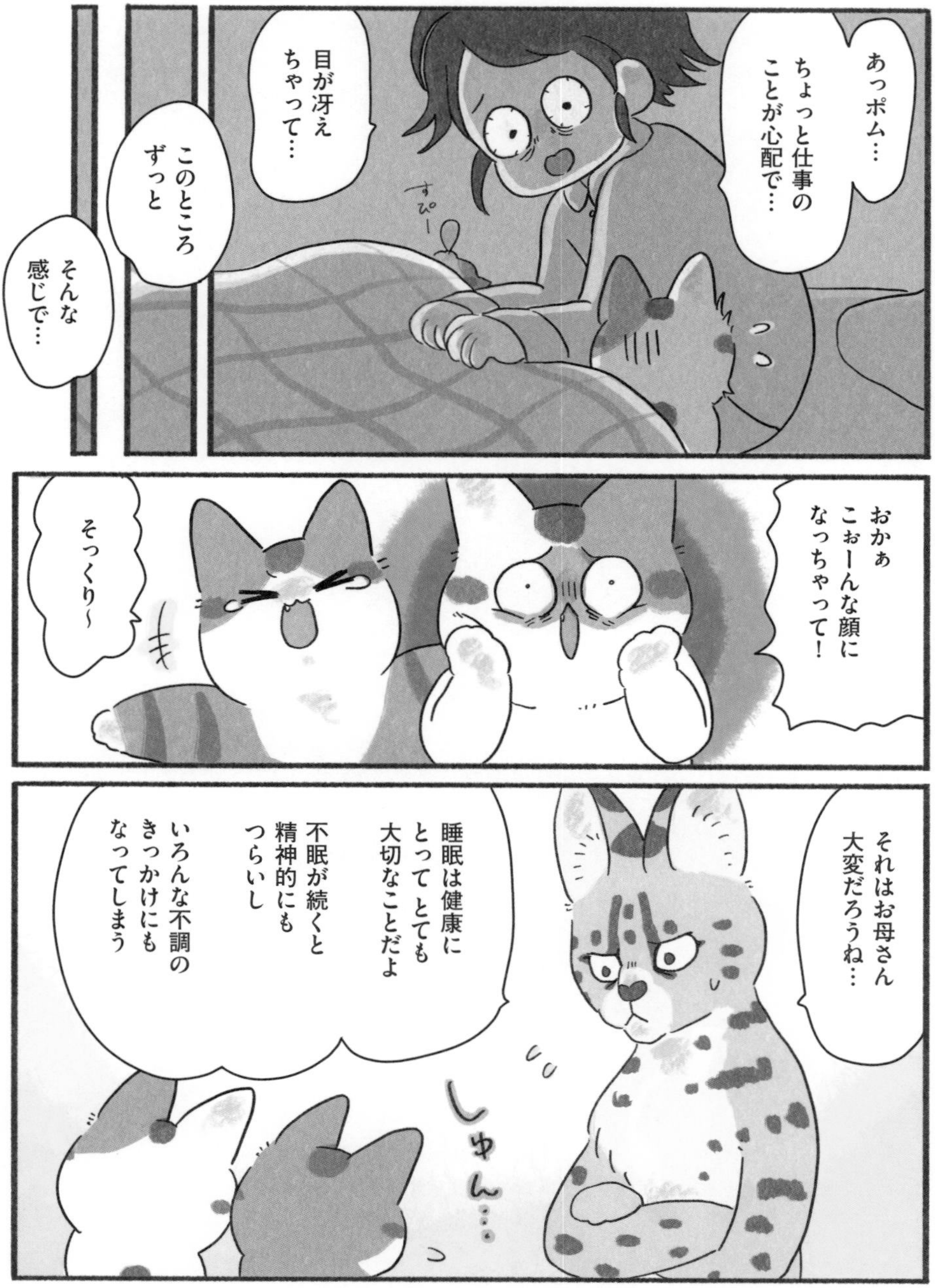
あっポム…
ちょっと仕事のことが心配で…
すぴー
目が冴えちゃって…
このところずっと
そんな感じで…
おかぁこぉーんな顔になっちゃって！
そっくり～
それはお母さん大変だろうね…
睡眠は健康にとってとても大切なことだよ
不眠が続くと精神的にもつらいし
いろんな不調のきっかけにもなってしまう
しゅん…

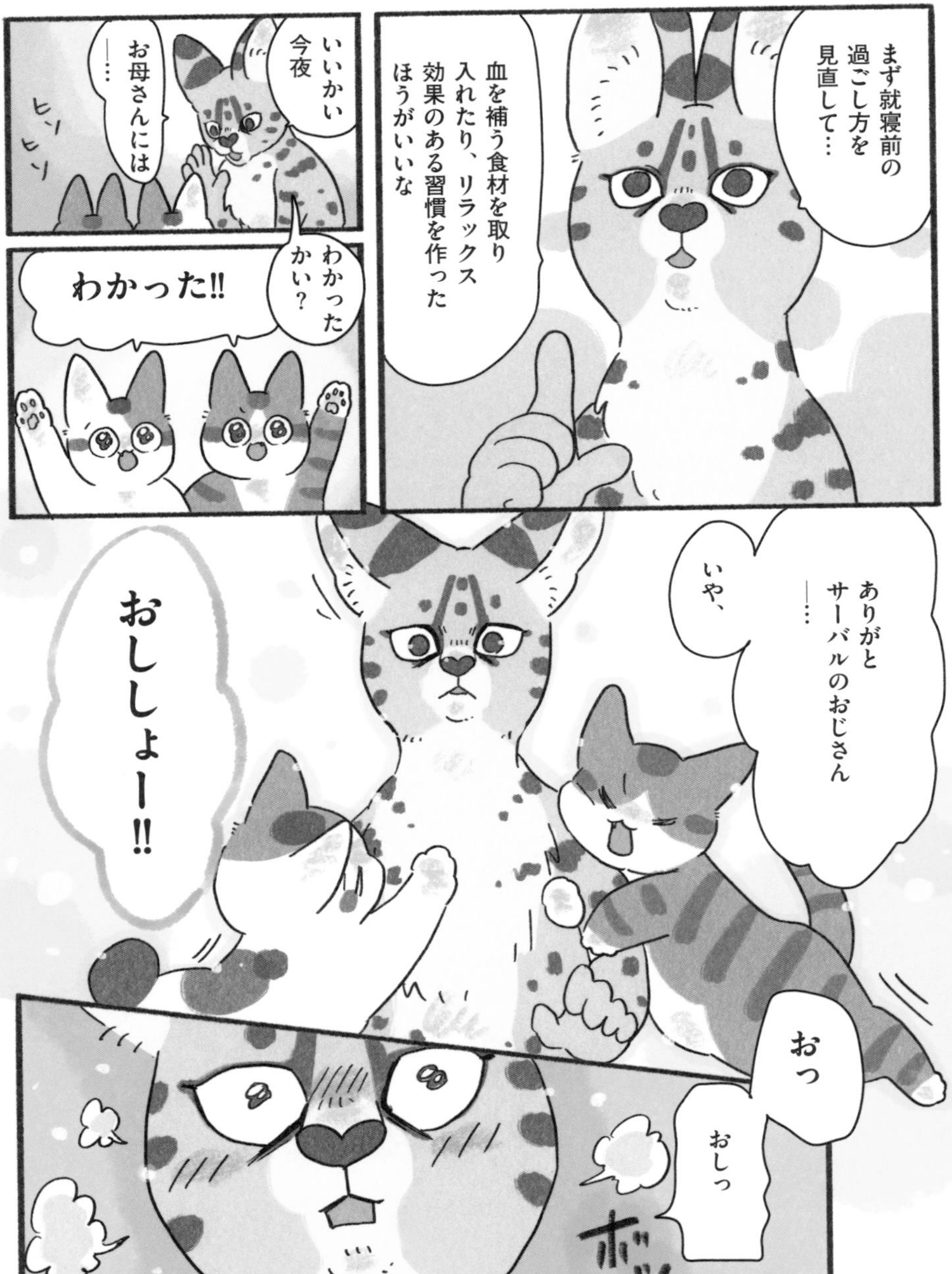
まず就寝前の過ごし方を見直して…
血を補う食材を取り入れたり、リラックス効果のある習慣を作ったほうがいいな
いいかい今夜
お母さんには――…
ヒソヒソ
わかったかい？
わかった!!
ありがとサーバルのおじさん――…
いや、
おししょー!!
おっ
おしっ
ボッ

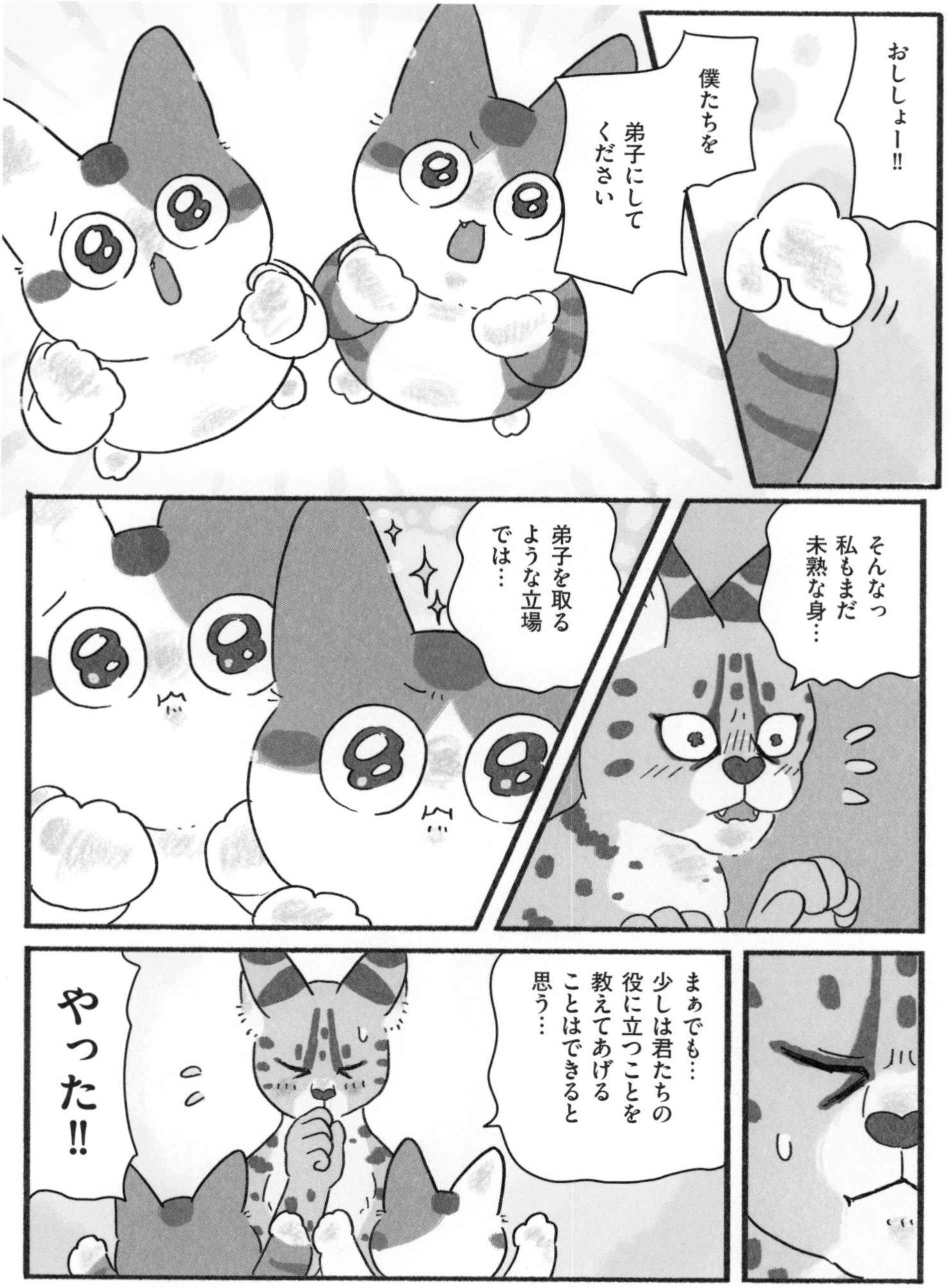
おししょー‼
僕たちを弟子にしてください
そんなっ私もまだ未熟な身…
弟子を取るような立場では…
まぁでも…少しは君たちの役に立つことを教えてあげることはできると思う…
やった‼

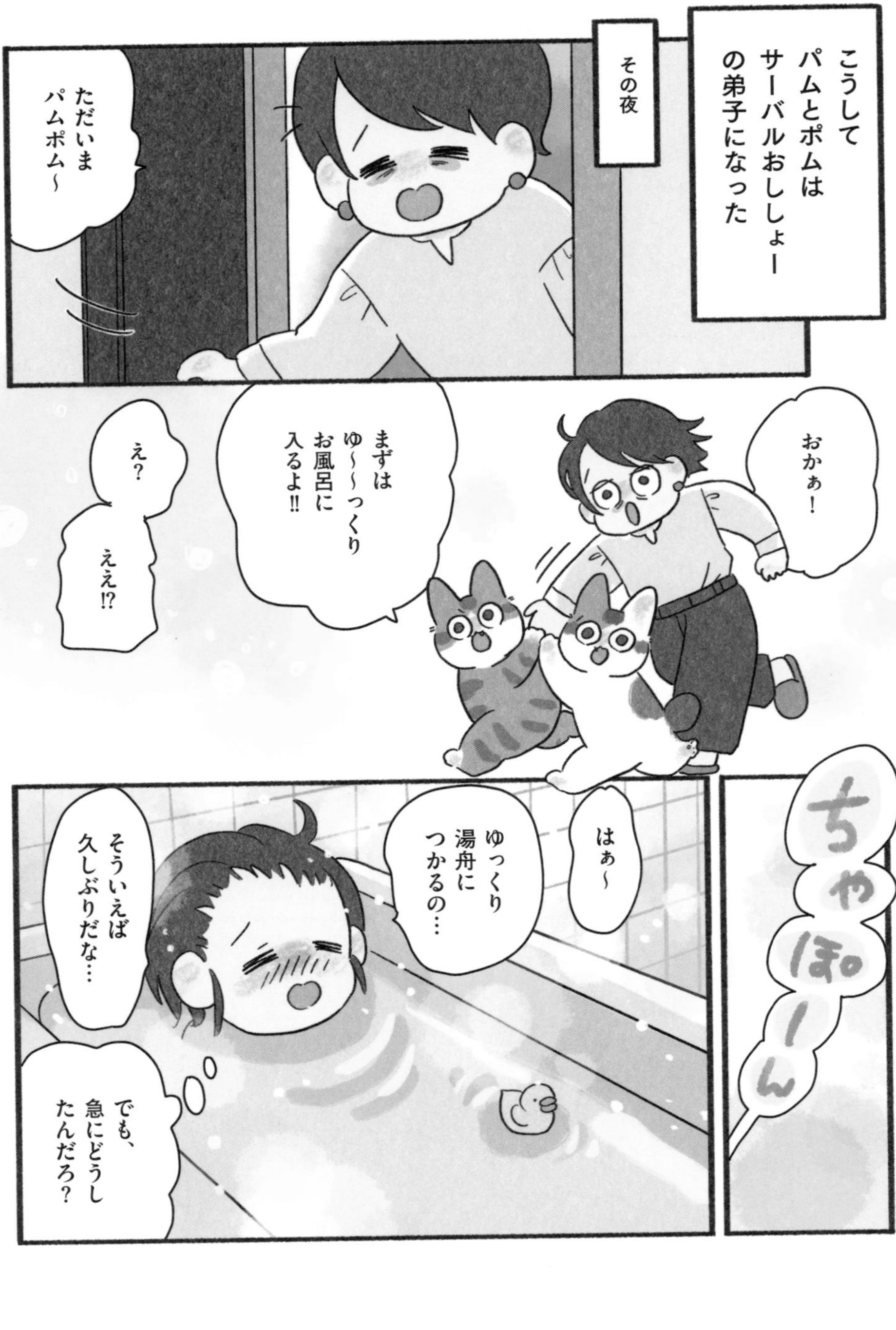
こうして
パムとポムは
サーバルおししょー
の弟子になった
その夜
ただいま
パムポム～
おかぁ！
まずは
ゆ～～っくり
お風呂に
入るよ!!
え？
ええ!?
ちゃぽーーん
はぁ～
ゆっくり
湯舟に
つかるの…
そういえば
久しぶりだな…
でも、
急にどうし
たんだろ？

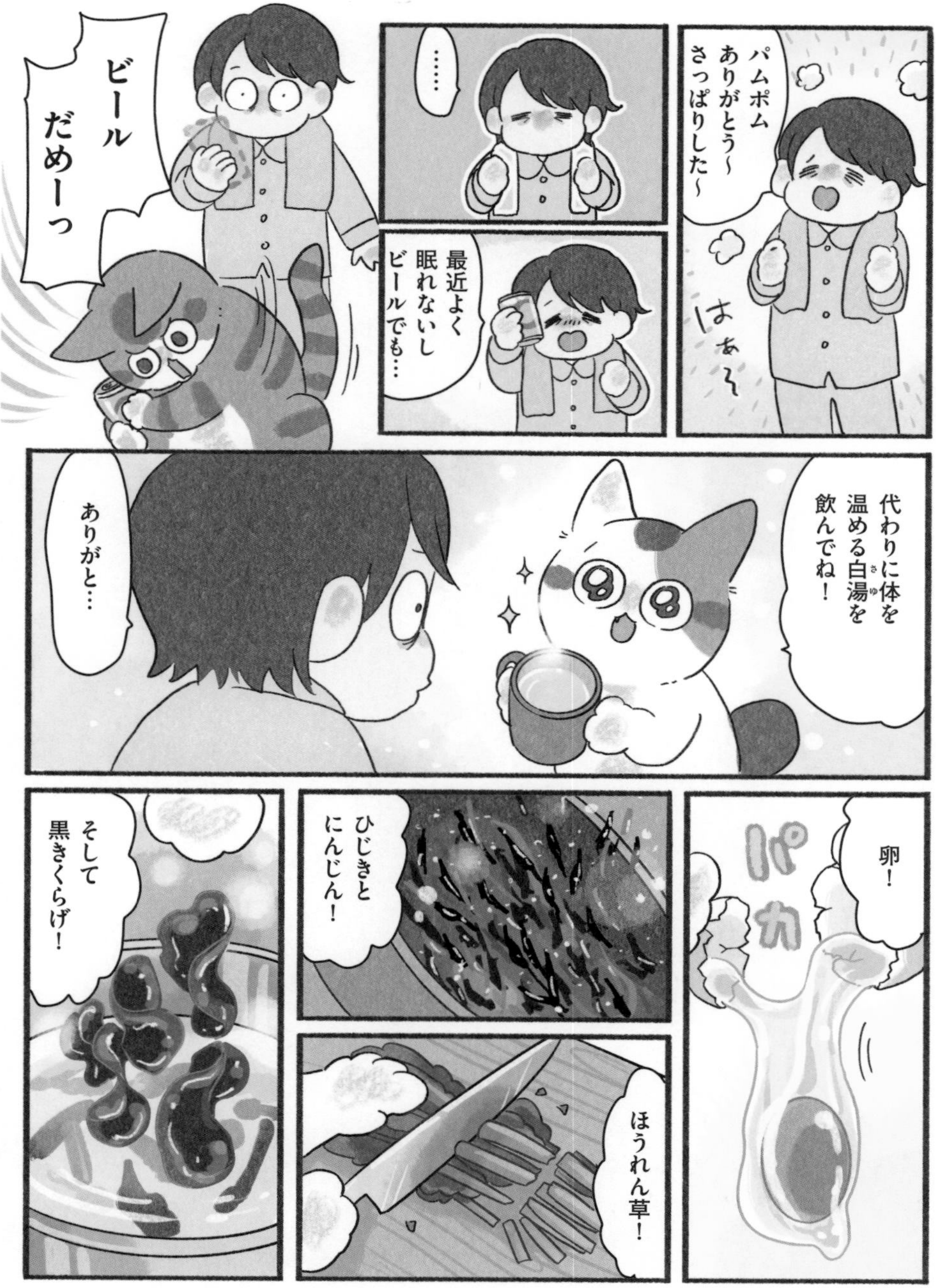

パムポム
ありがとう〜
さっぱりした〜
はぁ〜
……
最近よく
眠れないし
ビールでも…
ビール
だめーっ
代わりに体を
温める白湯《さゆ》を
飲んでね！
ありがと…
卵！
パカ
ひじきと
にんじん！
ほうれん草！
そして
黒きくらげ！

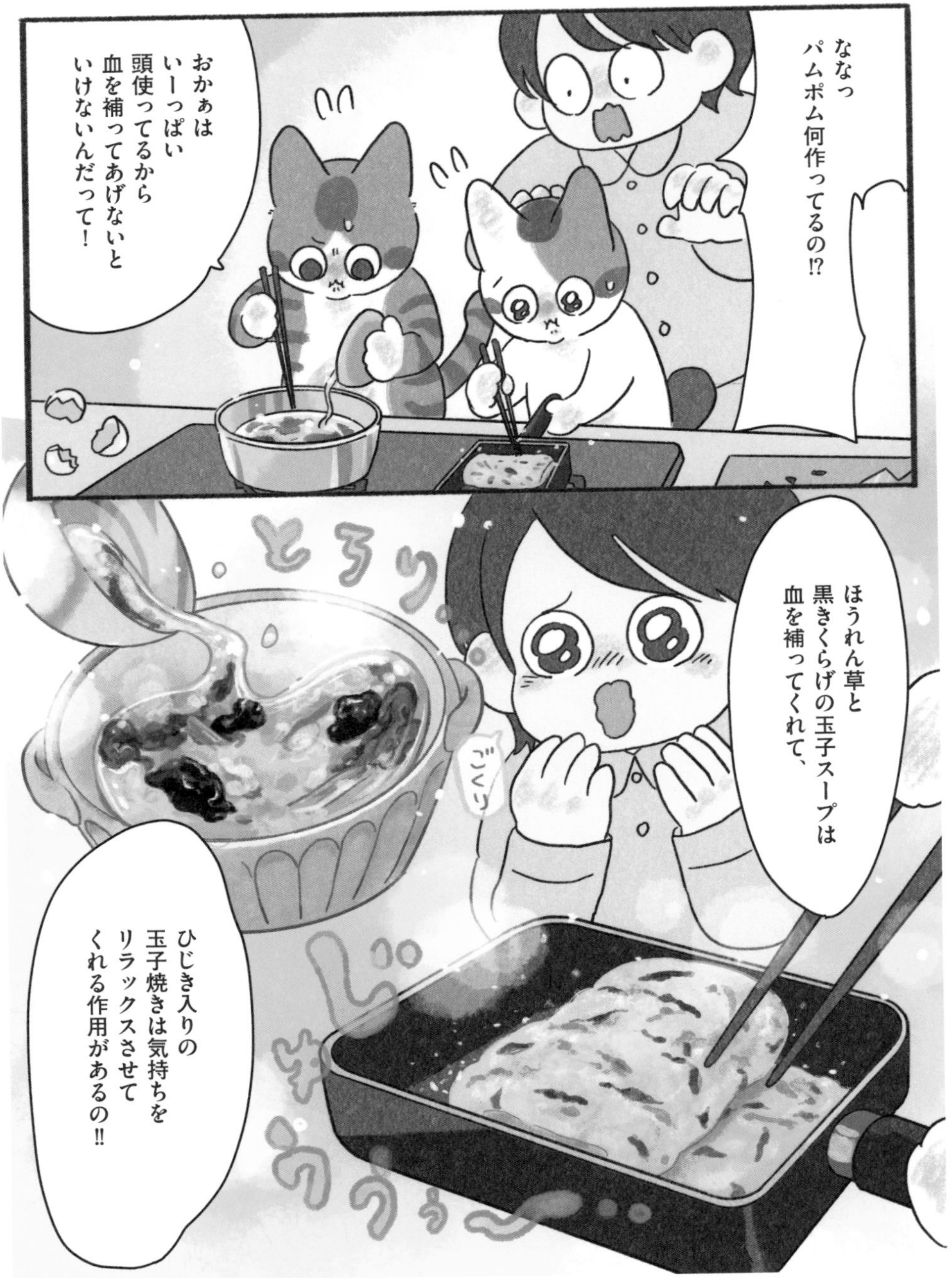
ななっ
パムポム何作ってるの⁉
おかぁは
いーっぱい
頭使ってるから
血を補ってあげないと
いけないんだって!
とろり
ほうれん草と
黒きくらげの玉子スープは
血を補ってくれて、
ごくり
ひじき入りの
玉子焼きは気持ちを
リラックスさせて
くれる作用があるの‼

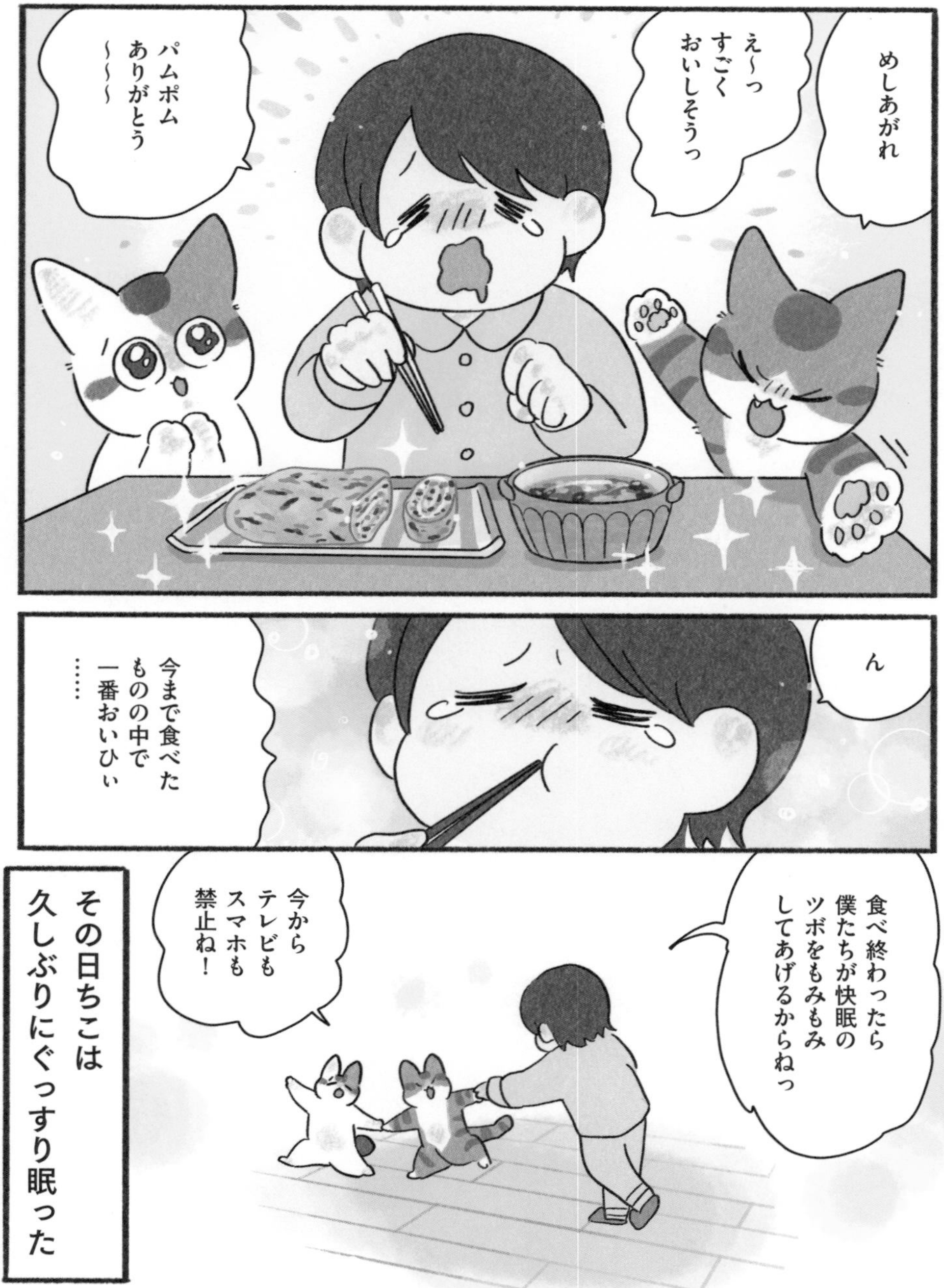
めしあがれ
え〜っ すごく おいしそうっ
パムポム ありがとう 〜〜〜
ん
今まで食べたものの中で一番おいひぃ……
食べ終わったら僕たちが快眠のツボをもみもみしてあげるからねっ
今からテレビもスマホも禁止ね！
その日ちこは久しぶりにぐっすり眠った

眠れなくてつらい…原因から考える不眠のお話

ひとくちに眠れないといっても、その症状を引き起こすにはさまざまな原因やタイプが考えられます。

①気血不足タイプ（漫画のちこさんはこのタイプ）

慢性的な疲労や睡眠不足、生理、出産、加齢などによって、体に必要な「気」や「血《けつ》」が不足してしまいます。その結果、心身が不安定になり、眠る体力がなくなってしまうというわけです。眠りが浅い、不安感が強い、めまい、動悸、食欲不振などの症状が見られる方はこのタイプだと思われます。

このタイプの方は、ほうれん草、黒きくらげ、ひじき、卵、小松菜、にんじん、ベリー類などを積極的に摂るようにし、また疲れやストレスを溜めないことやスマホやPCなどで目を酷使しないことが大切です。

②ストレスタイプ

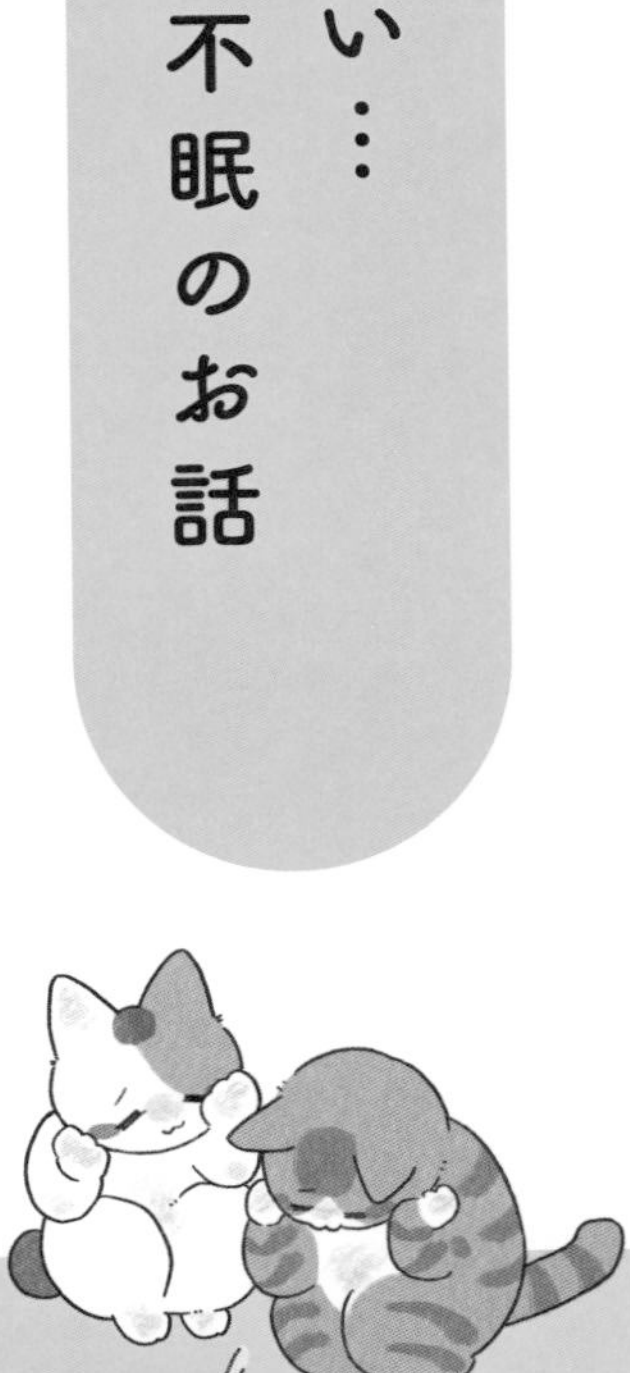

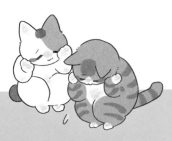

慢性的なストレスも気の巡りを悪くして不眠につながります。寝つきが悪い、よく夢を見る、情緒不安定、手足の冷え、頭痛などの症状が見られます。

こんな時は、レモン、みかんなど柑橘類、セロリ、パクチー、春菊、ミント（ミントガムもOK）、ハーブティー、スパイスを摂るのが有効です。また、ストレスは日頃からこまめに発散するようにしましょう。

③消化不良タイプ

遅い時間に夕飯を食べ、寝るまでの間が短いことも不眠につながります。寝つきや目覚めが悪い、朝から体が重い、むくみやすい、胃のムカムカや軟便などの症状が見られます。このタイプの方には、大根、かぶ、キャベツ、やまいも、パイナップル、りんご、山査子《さんざし》、麦芽などがおすすめです。食事は寝る3時間前までにすませることを意識しましょう。

④潤い不足タイプ

ほかにも、加齢やストレス、慢性疾患などで潤いが不足し、眠れなくなることもあります。更年期や高齢の方でもよく見られるタイプの不眠です。

おすすめの食材はゆり根、牡蠣、豚肉、小麦、卵、ホタテ、桑の実、アワビ、ハスの実などですので、積極的に摂るようにしましょう。

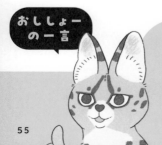

おししょーの一言

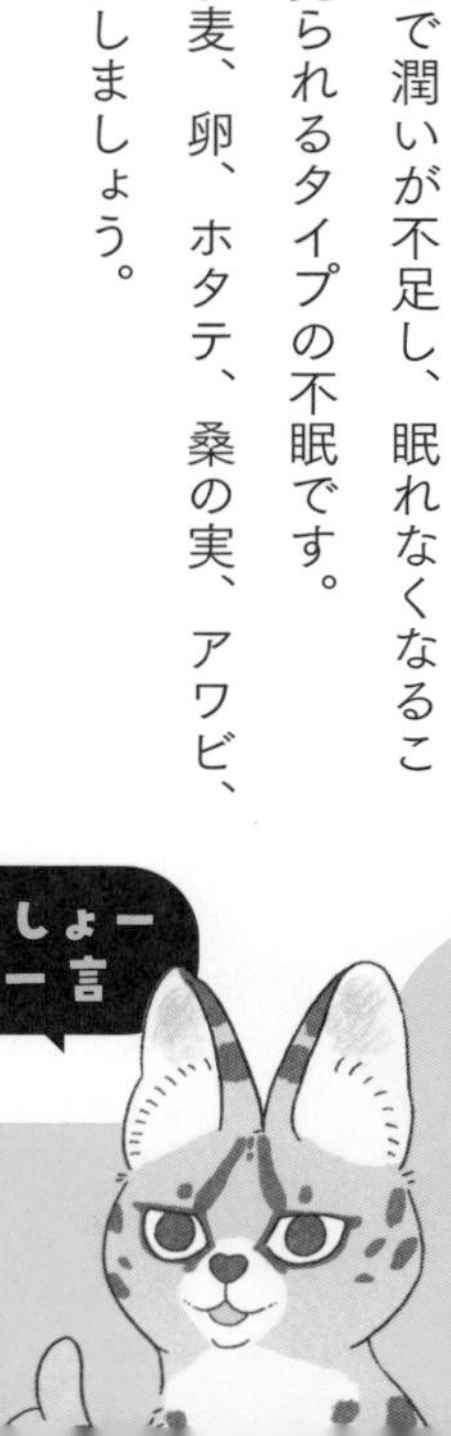

不眠を起こす原因には精神的なものが多いんだ。イライラすることや心配事をためてしまっていないかな？　ストレスを適度に発散できると睡眠の質が高まり、リラックスして精神ももっと安定するっていう、いい快眠サイクルができるんだ。

つらい不眠に効くレシピ

気血不足タイプに

ほうれん草と黒きくらげの玉子スープ

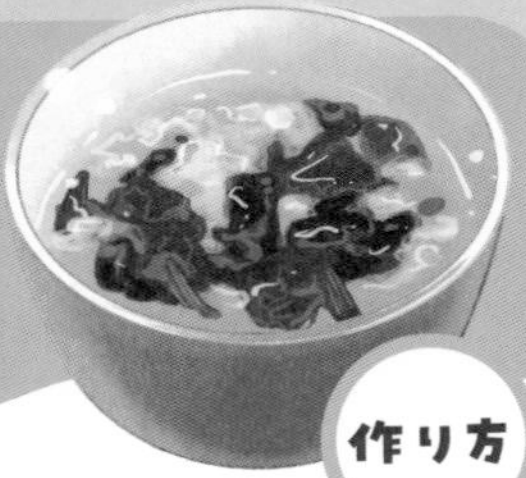

材料（2人前）

乾燥黒きくらげ…5g
ほうれん草…2束
卵…1個
水…300ml
鶏がらスープの素…小2
しょうゆ…少々
ごま油（お好みで）…小1/4

作り方

1. 黒きくらげは水で戻し、食べやすい大きさに切る。
2. 鍋に水を入れて、黒きくらげと3cm幅に切ったほうれん草を加えひと煮立ちさせる。
3. 鶏がらスープの素としょうゆを加える。
4. 卵を溶いて流し入れ、さっと煮て完成。ごま油を入れる場合は最後の仕上げに。

気血不足タイプに

ひじき入り玉子焼き

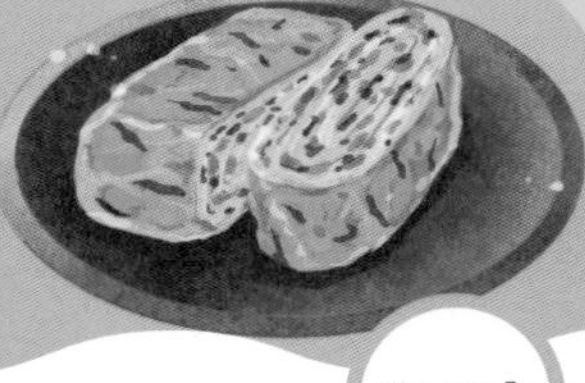

材料（2人前）

卵…中3個
乾燥ひじき…3g
にんじん…中1/6本
白だし…大1
☆酒…小1
☆砂糖…小1
☆しょうゆ…小1
☆塩…少々
米油（サラダ油でも可）…適量

作り方

1. ひじきは水で戻し、ふっくらとしたらザルにあげる。
2. 卵は溶いて白だしと合わせておく。
3. フライパンに薄く油をひき、中火にかける。
4. ひじき、千切りしたにんじんを入れて炒め、☆を加えからめるように炒めて冷ます。
5. 4の粗熱が取れたら2に混ぜ合わせる。
6. 玉子焼き器を中火で熱して油をひき、卵液の1/4量を流し入れ、向こう側に巻いていく。
7. 空いたところに油をひき、残りの卵液の1/3量を流し入れる。
8. 6の卵を少し持ち上げて下にも流し入れ、手前に巻く。これを2回繰り返して完成。

●計量単位は大1（大さじ1）＝約15ml / 約15g、小1（小さじ1）＝約5ml / 約5gです。
※材料によって違う場合があります。
●火加減は目安です。家庭用コンロ、IHヒーターなど機種により火力が異なりますので、様子を見て調整してください。

気血不足タイプに

牡蠣とほうれん草のグラタン

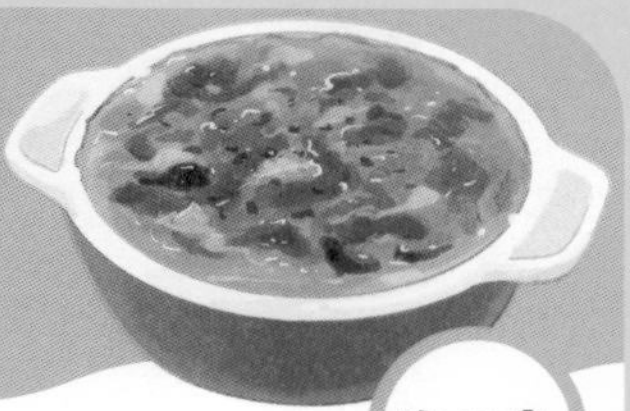

材料（1人前）
（直径12cm グラタン皿1枚分）

牛乳…200ml
米粉…大1
ほうれん草…2束
バター（有塩）…5g
牡蠣…5つ
片栗粉… 少々
塩…2つまみ
こしょう…少々
ナツメグパウダー…少々
ピザ用チーズ…適量
パセリ…適量

作り方

1. 牡蠣は片栗粉で水が綺麗になるまで優しく洗い、しっかり水気を切り、片栗粉をまぶしておく。
2. ボウルに牛乳、米粉を入れ、よく混ぜる。
3. フライパンにバター、1を入れ火が通ったら、取り出す。
4. 同じフライパンで、3センチ幅に切ったほうれん草を炒め、しんなりしたら、2を入れ、ヘラでかき混ぜながら5分ほどとろみがつくまで火にかける。
5. 塩・こしょう、ナツメグパウダーで味を調える。
6. 耐熱皿に5と3を盛りピザ用チーズをのせ、魚焼きグリルまたはトースターでこんがり焼き目がつくまで焼く。
7. きざんだパセリを散らしたら完成。

ストレスタイプに

アサリと春菊の酒蒸し

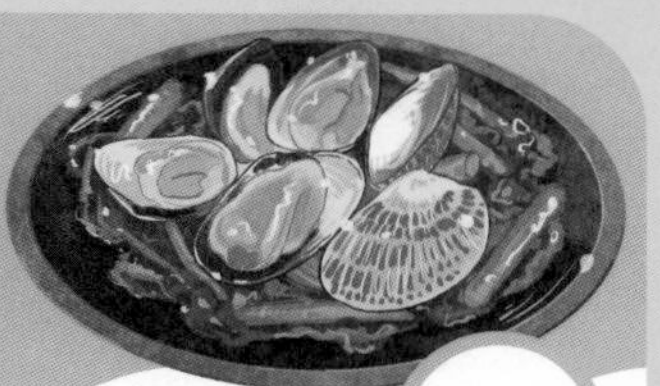

材料（1人前）

アサリ…100g
春菊…1/2袋
酒…大2
しょうゆ…小1/2弱

作り方

1. アサリは砂抜きしてから使う。
2. 春菊は茎と葉に分けてざく切りにする。
3. フライパンに春菊の茎を広げて入れ、アサリと酒を加え蓋をして、中火にかける。
4. 沸騰したら、フライパンをゆすってアサリの口が開くまで待つ。春菊の葉としょうゆを加え、さっと混ぜ合わせたら完成。

消化不良タイプに

ひじきと切り干し大根のツナサラダ

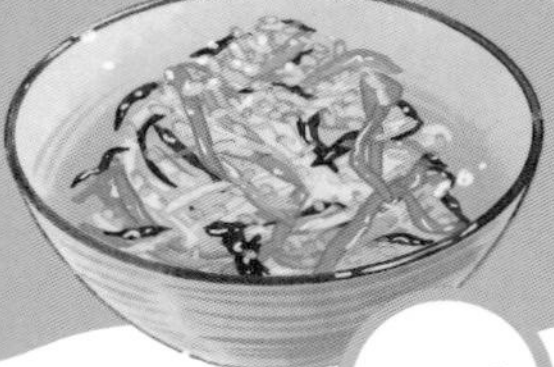

材料
（1人前）

切り干し大根…7.5g
乾燥ひじき…1.5g
にんじん…中1/6本
ツナ…1/2缶
きゅうり…1/2本
☆白ごま…大1/2
☆酢…小1/2
☆しょうゆ…小1/2
☆マヨネーズ（お好みで）…大1
☆塩・こしょう…少々

作り方

1. 切り干し大根を水で軽くもみ洗いをし、ザルにあげて付いている水分で戻す（水に漬けずに戻す）。
2. 乾燥ひじきを水で戻し、水気を切る。
3. 千切りしたきゅうりとにんじんを塩（分量外）で揉み、5分ほど置いたら水気を切る。
4. ボウルに☆を入れ、よく混ぜておく。
5. 4に切り干し大根、ひじき、きゅうり、にんじんを加えて混ぜたら完成。

気血不足タイプに

ゆり根のホットミルク

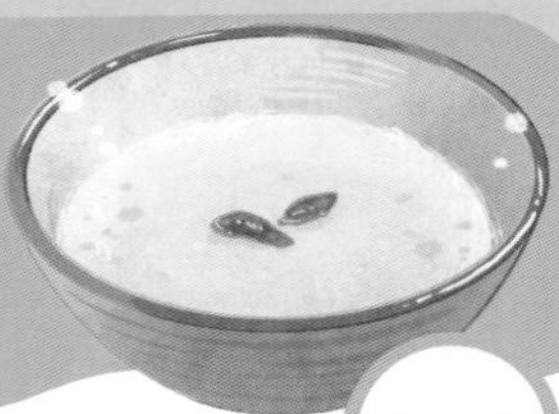

材料
（1人前）

ゆり根…1/2個（80g）
（または乾燥ゆり根15g）
ゆり根の茹で汁…100ml
牛乳…50~100ml（お好みで）
はちみつ…お好みで
クコの実…2粒（あれば）
水…適量

作り方

1. ゆり根は鱗片を1枚ずつ剥がし、丁寧に汚れを洗い流す。茶色い部分は包丁で取り除く。
2. 鍋にゆり根とひたひたよりも多めの水を入れ、透き通って柔らかくなるまで茹でる。
3. ゆり根の茹で汁とゆり根をハンドブレンダーまたはミキサーで滑らかになるまで撹拌する（なければ木ベラで滑らかにする）
4. 鍋に戻し、牛乳を加え再び火にかけ、沸騰直前で火を止め、お好みではちみつを入れよくかき混ぜ、少量の水で戻したクコの実をのせて完成。

※はちみつは1歳未満の乳児には与えないでください。
※乾燥ゆり根の場合は一晩水につけてから使用してください。
※ミキサー使用の場合は少し冷ましてから行ってください。

3話

積極的に食べたい食材は？

気血不足タイプには

- ほうれん草
- 黒きくらげ
- ひじき
- 卵
- 小松菜
- ベリー類
- にんじん
- 米
- 牛肉
- マグロ
- かつお
- なつめ

消化不足タイプには

- 大根
- かぶ
- キャベツ
- やまいも
- パイナップル
- りんご
- 烏龍茶
- 赤米
- 米麹
- オクラ
- かぼす
- グアバ

ストレスタイプには

- セロリ
- パクチー
- 春菊
- ミント
- ハーブティー
- レモン
- みかん
- オレンジ
- こしょう
- ナツメグ
- パセリ
- そば

潤い不足タイプには

- ゆり根
- 牡蠣
- 牛肉
- 小麦
- 卵
- ホタテ
- クコの実
- バター
- チーズ
- イカ
- ナマコ
- 小麦

生活養生のポイント

1. 朝は太陽の光を浴びて深呼吸を5回
2. 一日一回は散歩か軽いストレッチを
3. 食事は寝る2時間前までに
4. 夜ベッドに入ったらスマホは見ない！

オススメのツボ

神門（しんもん）

場所

手のひら側の手首にある横ジワのライン上、小指側にある腱の内側にある凹み

押し方

ほどよい刺激を感じる程度の強さで、息を吐きながらゆっくり押して、吸いながらゆっくり離しましょう（6秒×5回程度）。不眠、動悸、便秘、緊張、ため息、物忘れなどにも効果的。

第4話　冷え性編 ～ゴリ太のお店～

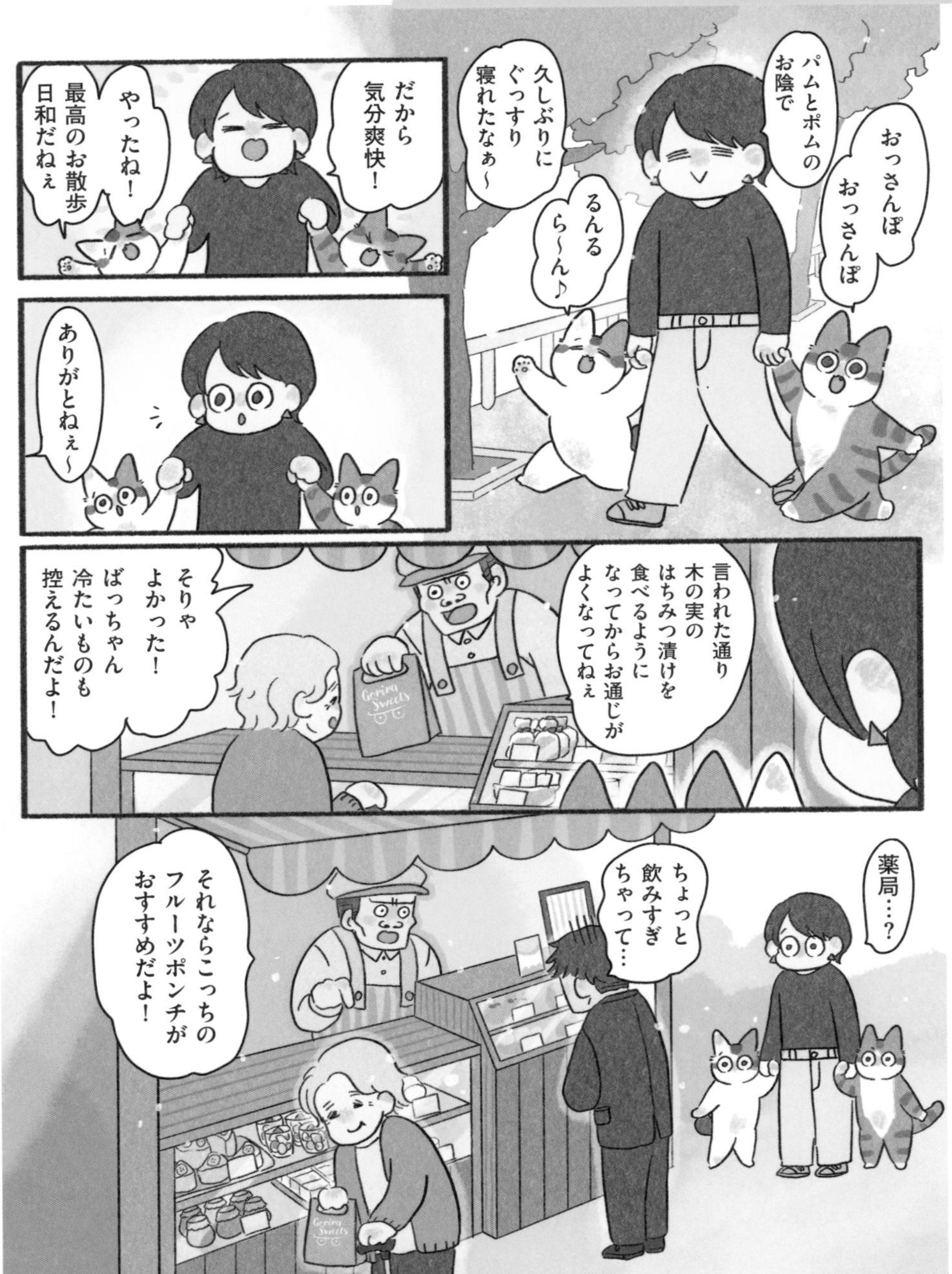

おっさんぽ おっさんぽ
パムとポムのお陰で
るんるら～ん♪
久しぶりにぐっすり寝れたなぁ～
だから気分爽快！
やったね！最高のお散歩日和だねぇ
ありがとねぇ～
言われた通り木の実のはちみつ漬けを食べるようになってからお通じがよくなってねぇ
そりゃよかった！ばっちゃん冷たいものも控えるんだよ！
薬局…？
ちょっと飲みすぎちゃって…
それならこっちのフルーツポンチがおすすめだよ！

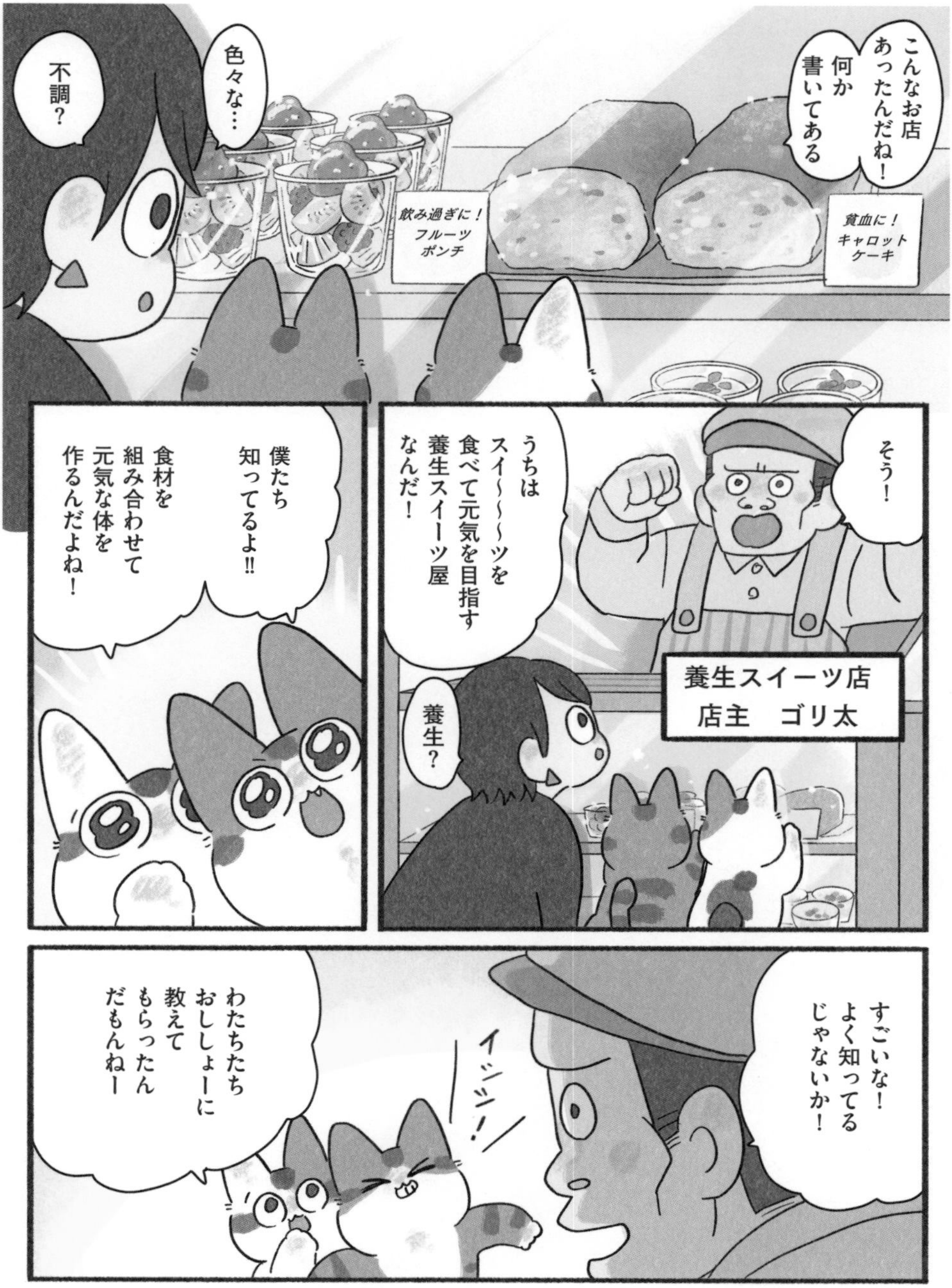
こんなお店 あったんだね! 何か 書いてある
貧血に! キャロット ケーキ
飲み過ぎに! フルーツ ポンチ
色々な…
不調?
そう!
うちは スイ〜〜〜ツを 食べて元気を目指す 養生スイーツ屋 なんだ!
養生スイーツ店 店主 ゴリ太
養生?
僕たち 知ってるよ!! 食材を 組み合わせて 元気な体を 作るんだよね!
すごいな! よく知ってる じゃないか!
イシシ!
わたちたち おしょーに 教えて もらったん だもんねー

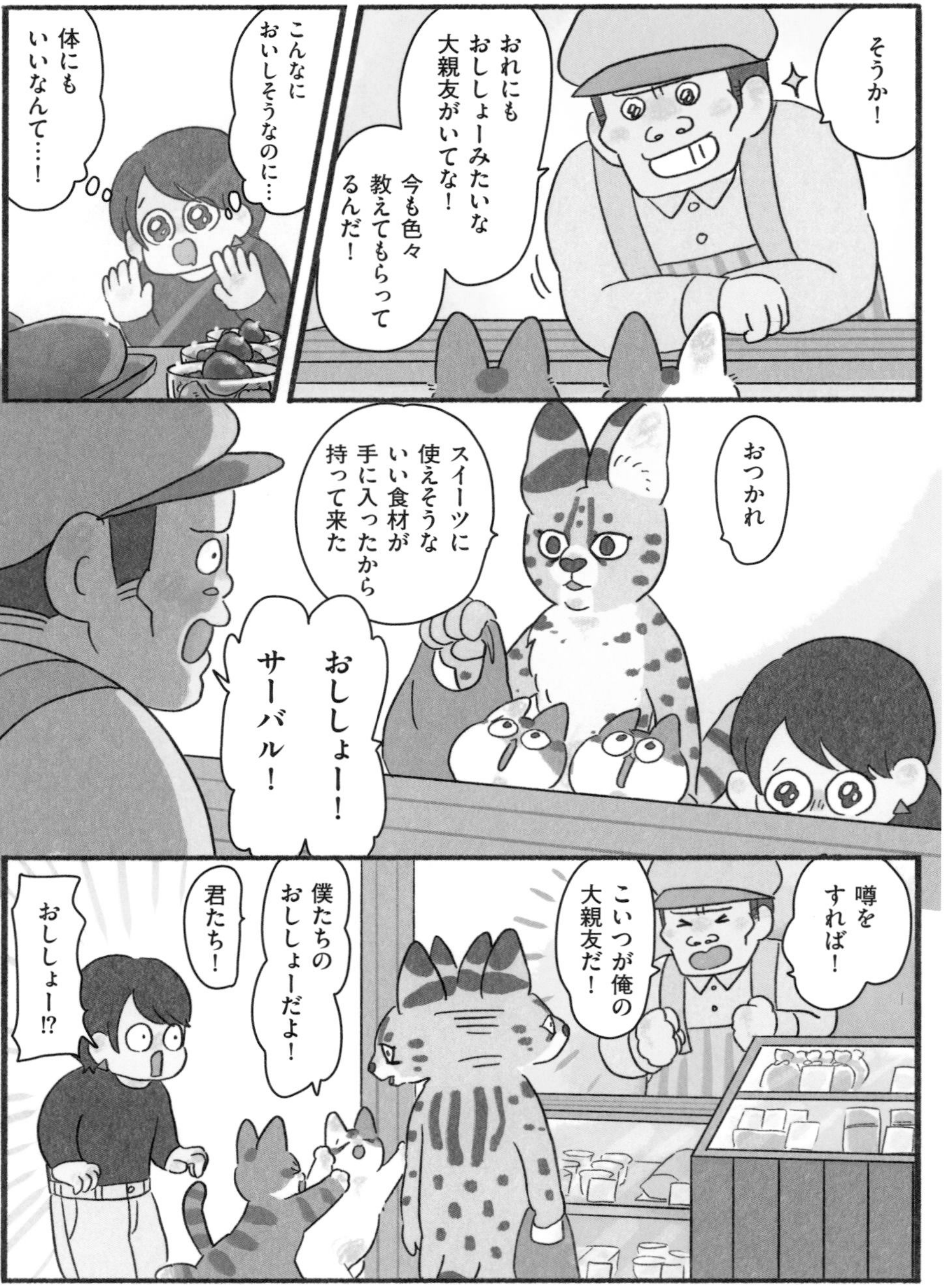
そうか！
おれにもおししょーみたいな大親友がいてな！
今も色々教えてもらってるんだ！
こんなにおいしそうなのに…
体にもいいなんて…！
おつかれ
スイーツに使えそうないい食材が手に入ったから持って来た
おししょー！サーバル！
噂をすれば！
こいつが俺の大親友だ！
僕たちのおししょーだよ！
君たち！
おししょー⁉

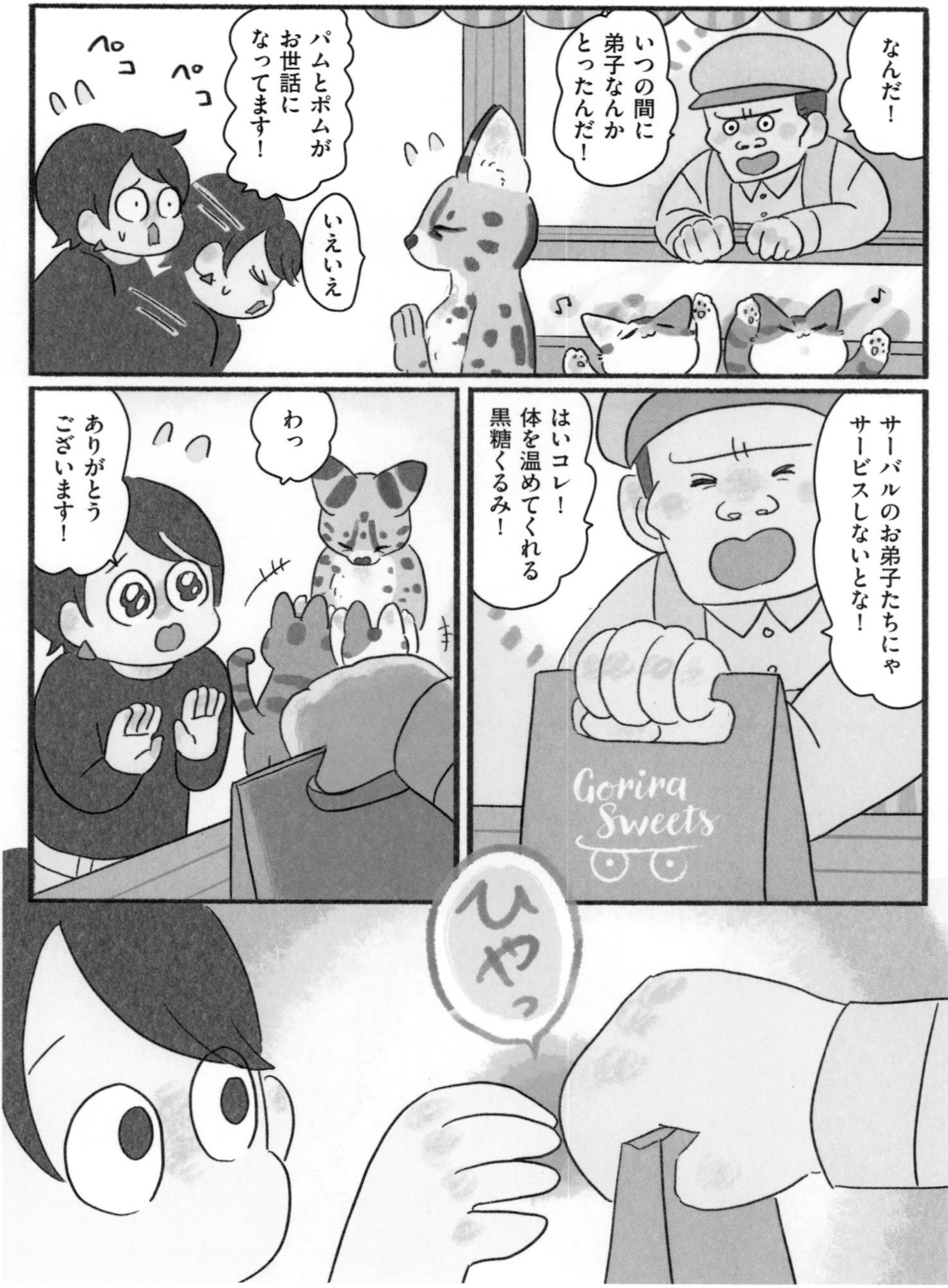
なんだ！
いつの間に弟子なんかとったんだ！
パムとポムがお世話になってます！
ペコ
ペコ
いえいえ
サーバルのお弟子たちにゃサービスしないとな！
はいコレ！体を温めてくれる黒糖くるみ！
Gorira Sweets
わっ
ありがとうございます！
ひやっ

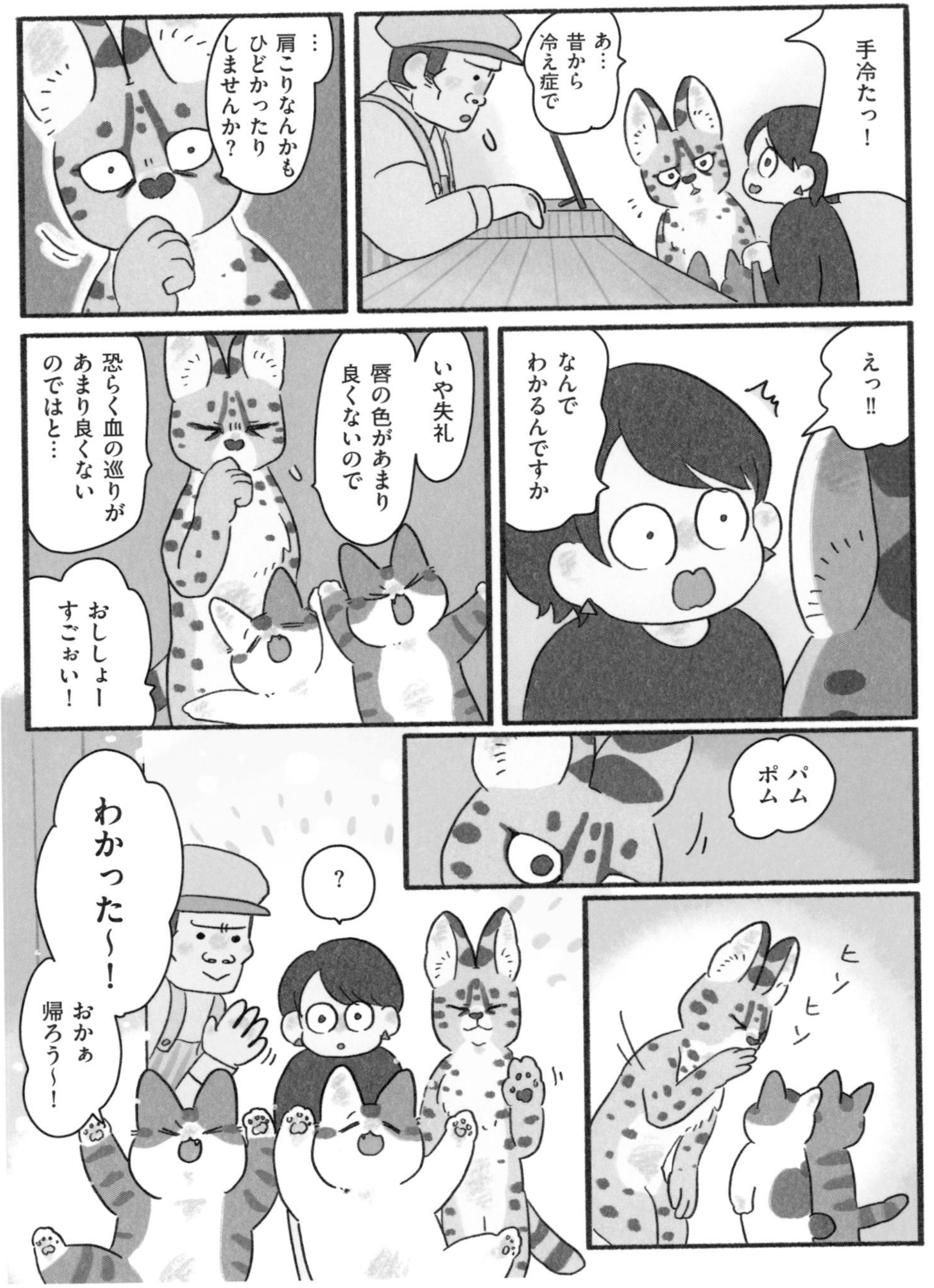
手冷たっ！
あ…昔から冷え症で
…肩こりなんかもひどかったりしませんか？
えっ!! なんでわかるんですか
いや失礼 唇の色があまり良くないので
恐らく血の巡りがあまり良くないのではと…
おししょー すごぉい！
パムポム
？
わかった～！
おかぁ帰ろう～！

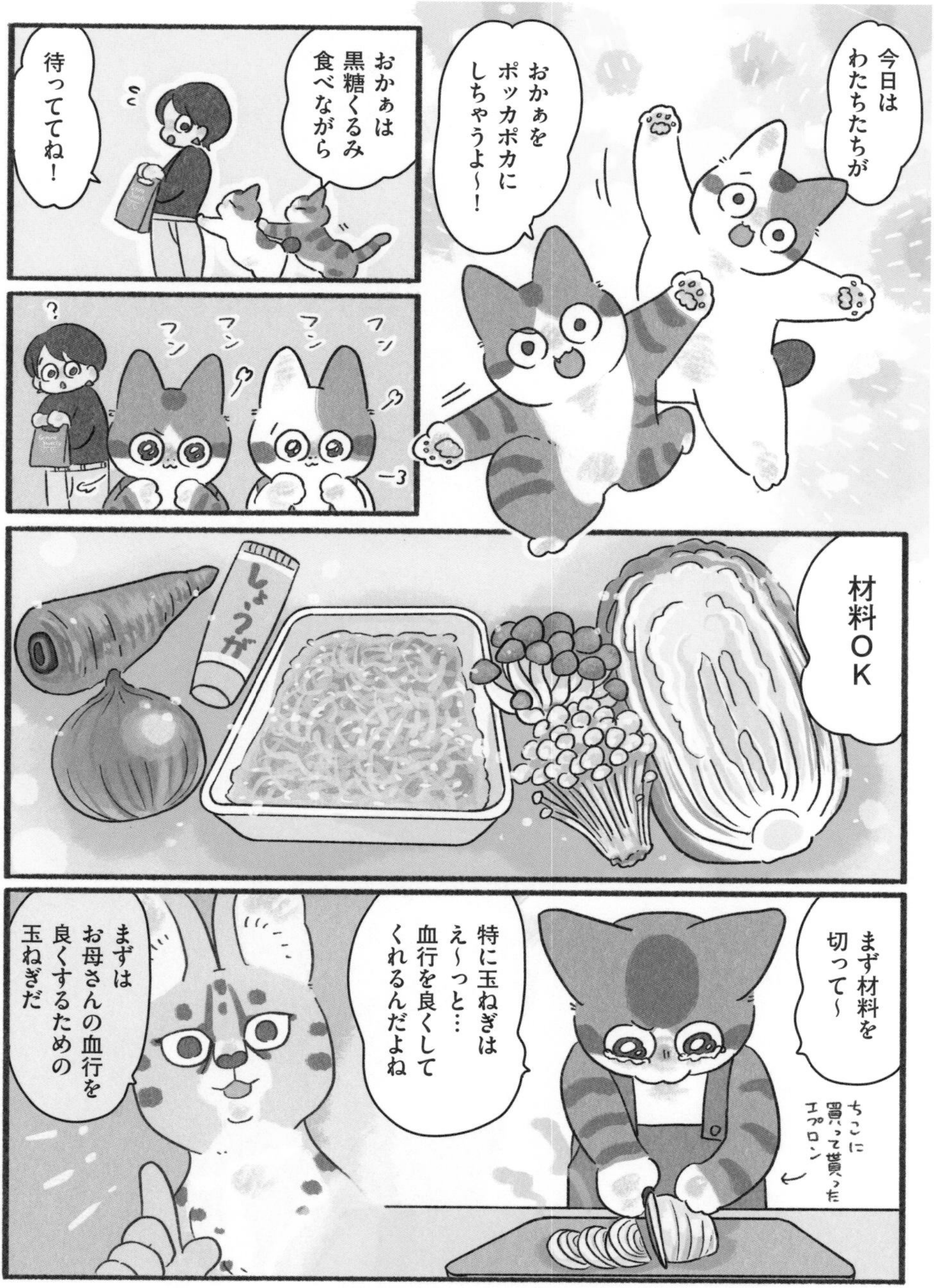

今日はわたしたちが
おかぁをポッカポカにしちゃうよ〜!
おかぁは黒糖くるみ食べながら
待っててね!
フン
フン
フン
フン
?
材料OK
しょうが
まず材料を切って〜
特に玉ねぎはえ〜っと…血行を良くしてくれるんだよね
まずはお母さんの血行を良くするための玉ねぎだ
ちこに買って貰ったエプロン

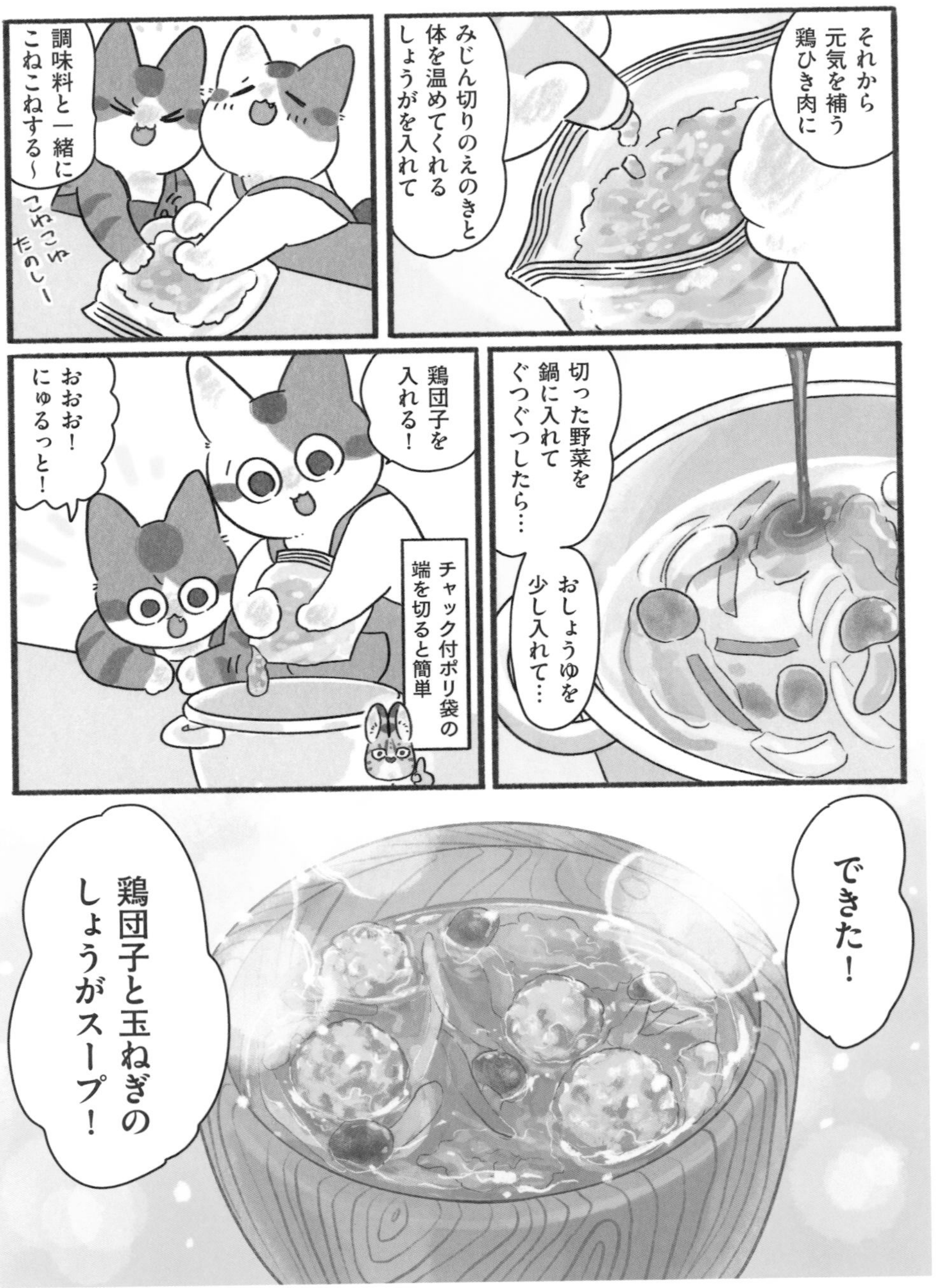

それから元気を補う鶏ひき肉に
みじん切りのえのきと体を温めてくれるしょうがを入れて
調味料と一緒にこねこねする～
こねこねたのしー
切った野菜を鍋に入れてぐつぐつしたら…
おしょうゆを少し入れて…
鶏団子を入れる！
おおお！にゅるっと！
チャック付ポリ袋の端を切ると簡単
できた！
鶏団子と玉ねぎのしょうがスープ！

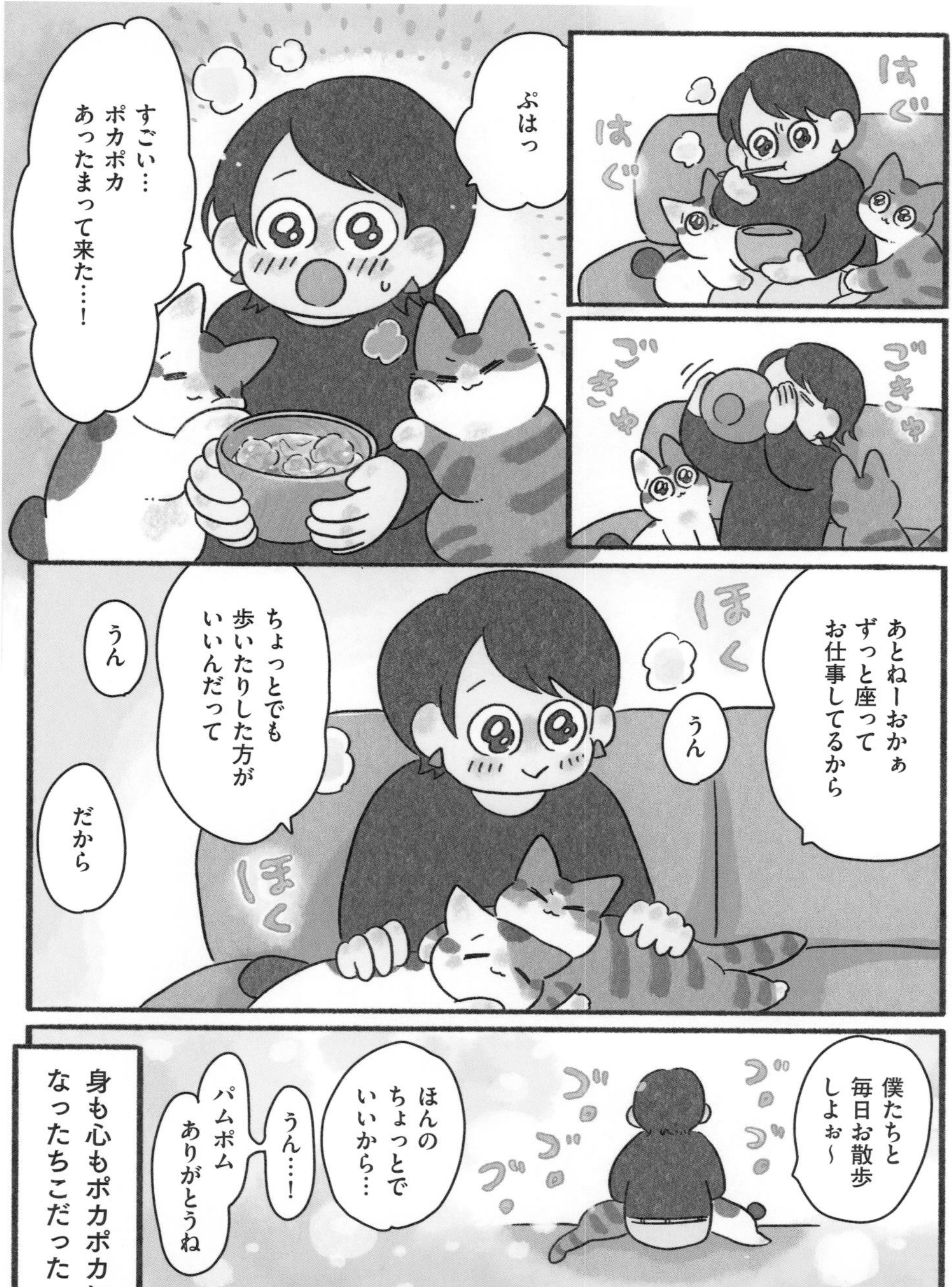
はぐ
はぐ
ぷはっ
すごい…
ポカポカ
あったまって来た…！
ごきゅ
ごきゅ
あとねーおかぁ
ずっと座って
お仕事してるから
ほく
うん
ちょっとでも
歩いたりした方が
いいんだって
うん
だから
ほく
僕たちと
毎日お散歩
しよぉ〜
ゴ
ゴ
ゴ
ゴ
ほんの
ちょっとで
いいから…
うん…！
パムポム
ありがとうね
身も心もポカポカに
なったちこだった

ほうっておくと大変！万病のもとになる冷えのお話

東洋医学では冷えはさまざまな不調につながる「万病のもと」ととらえ、その改善をとても大切にしています。

そんな冷えにもいくつかタイプがありますので、見ていきましょう。

①血行不良タイプ

血の巡りが悪く、体の隅々まで血が行き渡らない状態を「瘀血《おけつ》」と言い、冷えの原因のひとつです。

症状としては、体全体が冷える、頭痛、肩こり、生理痛、しびれ、顔のくすみ、目の下のクマ、しみ・そばかすが多いなどが見られます。

このタイプにおすすめの食材は、イワシやサバなどの青魚、玉ねぎ、にんにく、ナス、ニラ、納豆、らっきょう、黒きくらげ、桃、紅茶、酢など。

また普段の生活では長時間同じ姿勢でいないようにして、適度に体を動かし

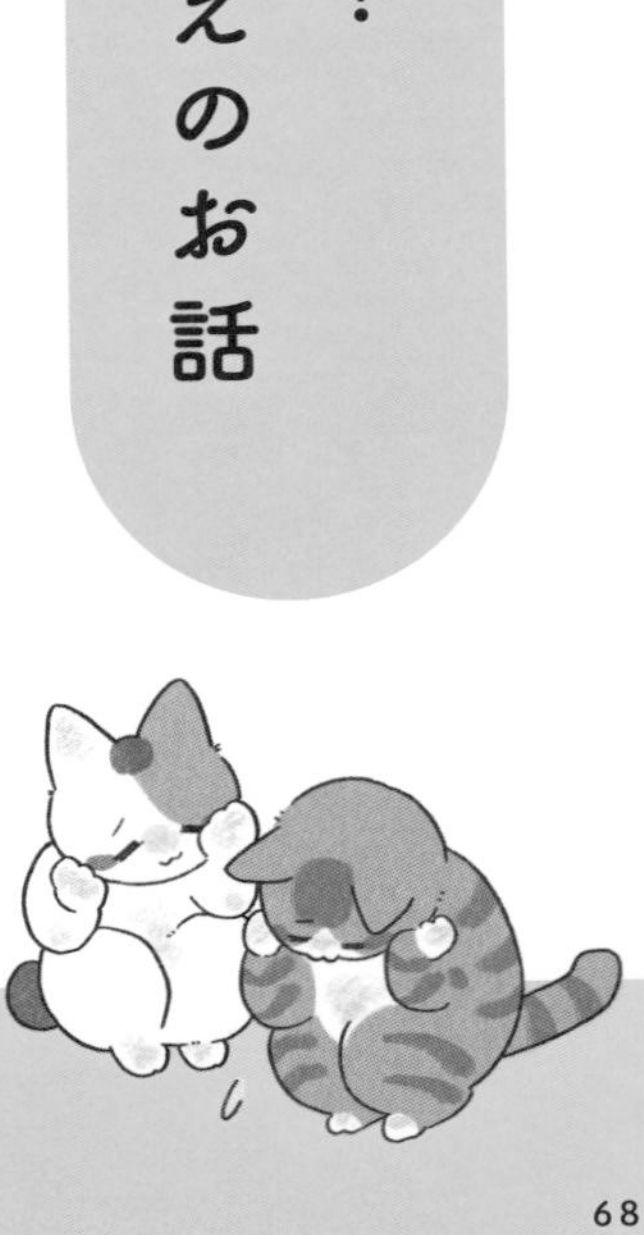

て血流をアップさせるようにしましょう。

②気血不足タイプ

体を温める元気や、血が不足することで起こります。

このタイプでは、手先・足先の冷え、疲れやすい、息切れ、食欲不振、下痢、眠りが浅い、爪が割れやすい、髪の毛のパサつきなどの症状が多く見られます。

こんな時は、さつまいも、かぼちゃ、米、酒粕、ナツメ、赤身肉、鮭、黒糖、ウナギ、赤ワインなどを積極的に摂るようにし、睡眠や休息をしっかりとるようにしましょう。また、過度なダイエットや食事制限はＮＧですよ。

③温める力不足タイプ

さらに、加齢や慢性病、虚弱体質など体を温める力が不足している人は、強い冷えを感じます。症状としては、常に体が芯から冷えている、特にお腹や腰周り、お尻が冷える、腰痛、トイレが近い、むくみなどが挙げられます。

摂ると良い食材としては、ラム肉、鮭、エビ、かぼちゃ、玉ねぎ、くるみ、シナモン、ターメリック、ニラ、こしょう、山椒、八角、しょうが、にんにく、ねぎ、黒糖、唐辛子など。お風呂ではしっかり湯につかり、カイロや暖かい服装で体を冷やさない習慣を身につけましょう。

おししょーの一言

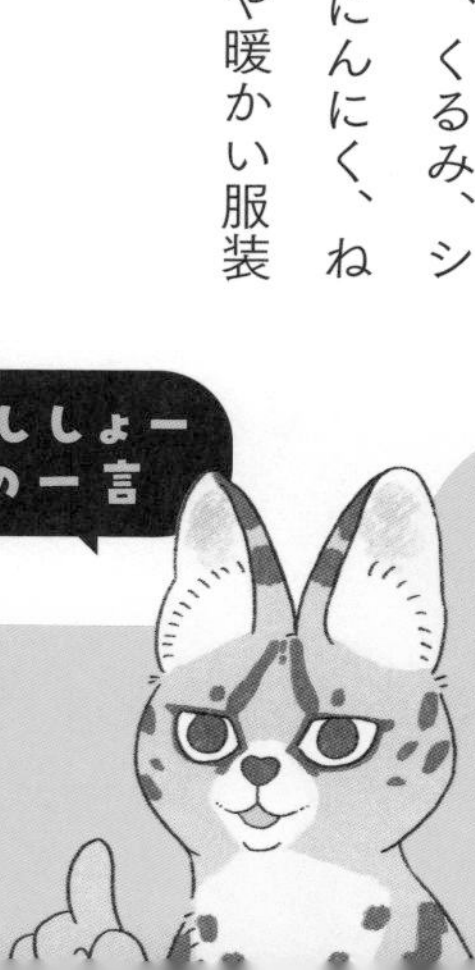

瘀血は加齢とともに誰にでも見られるようになるんだ。運動不足、ストレス、暴飲暴食なども原因になるから、日々の生活を見直すことがとても大切。薄着や締めつける服などもあまりよくないよ。特に冬場はおしゃれよりも健康を優先させようね。

つらい冷え性に効くレシピ

血行不良タイプに

鶏団子と玉ねぎのしょうがスープ

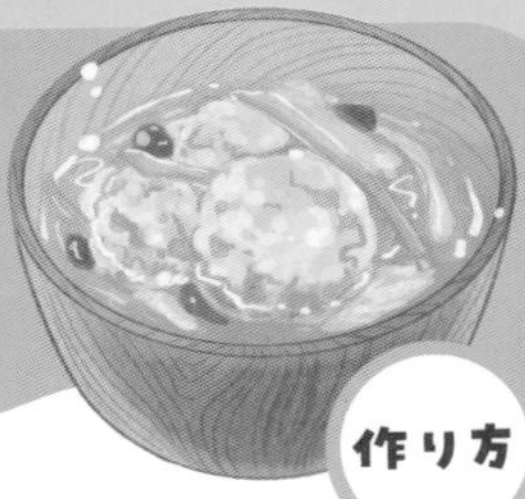

材料
（2人前）

鶏ひき肉…150g
えのき…1/4株
☆しょうが（すりおろし）…10g
☆塩麹…大1
☆酒…大1/2
☆ごま油…大1/2
☆片栗粉…大1
☆こしょう…適量
○しょうが（千切り）…3切れ
○玉ねぎ（くし切り）…150g
○白菜（ざく切り）…50g
○にんじん（細切り）…50g
○しめじ（ほぐす）…1/2パック
○鶏がらスープの素…大1
○水…500ml

作り方

1. 鶏ひき肉、みじん切りしたえのき、☆をチャック付ポリ袋に入れてよくこねる。
2. 鍋に○を入れて、中火にかける。野菜が少しくたっとするまで煮込む。
3. 1のチャック付ポリ袋の端をキッチンばさみで切り、団子状に絞りだす（スプーンを使うと形を整えやすい）。
4. 鶏団子は柔らかく壊れやすいのであまりいじらないように煮込む。
5. 鶏団子に火が通ったら完成。

血行不良タイプに

鮭と大葉の混ぜご飯

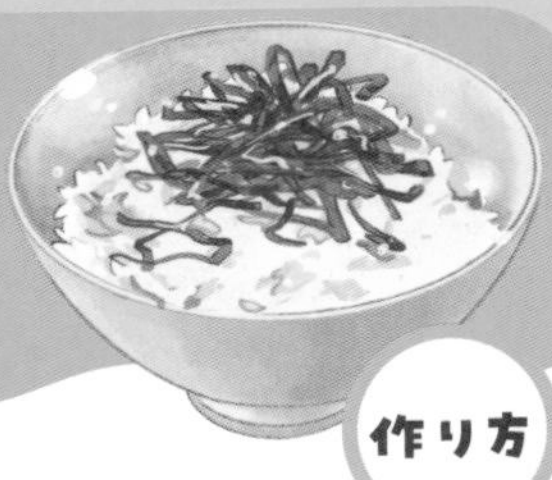

材料
（2人前）

ご飯…1合
鮭…1切れ
大葉…5~8枚
白ごま…大2
しょうゆ…小2
ごま油…少々

作り方

1. 鮭を両面焼いたら、身をほぐし骨を取る。
2. 大葉は洗って水気を切り、香りを出すため叩いてから千切りにする。
3. ご飯、大葉（少し残しておく）とすべての材料をボウルに入れて混ぜ合わせる。
4. お茶碗によそい、仕上げに残しておいた大葉をのせて完成。

●計量単位は大1（大さじ1）＝約15ml / 約15g、小1（小さじ1）＝約5ml / 約5gです。
※材料によって違う場合があります。
●火加減は目安です。家庭用コンロ、IHヒーターなど機種により火力が異なりますので、
様子を見て調整してください。

気血不足タイプに

牛肉とにんにくの芽オイスターソース炒め

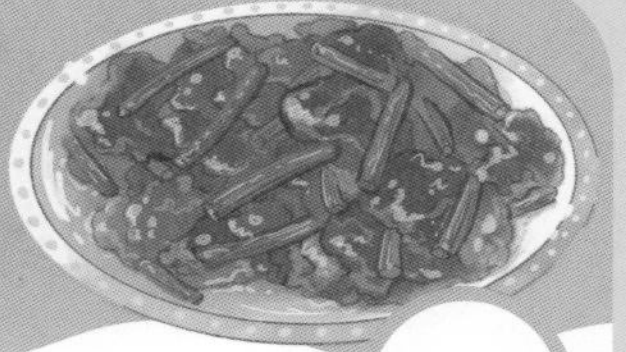

材料（1人前）

牛肉（薄切りor細切れ）…120g
にんにくの芽…1束
ごま油…大1
塩・こしょう…少々
〇しょうゆ…小1
〇酒…小1
〇こしょう…少々
〇片栗粉…小1
☆オイスターソース…小2
☆しょうゆ…小1/2
☆みりん…小1

作り方

1. 牛肉をひと口大に切り、ポリ袋に〇を入れて揉みこむ。
2. にんにくの芽は3cm幅に切る。
3. フライパンにごま油（大1/2）を入れて熱し、中火でにんにくの芽を炒めて塩・こしょうをして取り出しておく。
4. フライパンにごま油（大1/2）を入れて1を中火で炒め、牛肉の色が変わってきたら3を加えて炒める。
5. ☆を加えて味をなじませて完成。

気血不足タイプに

茹で鶏のネギソースがけ

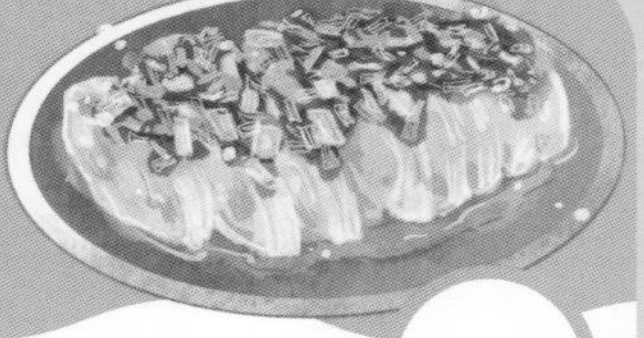

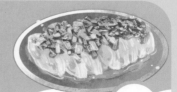

材料（1人前）

鶏もも肉…150g（約大1/2枚）
☆砂糖…小1/2
☆塩…小1/2
〇水…1L（茹でる用）
〇塩…小1（茹でる用）

ネギソース
長ねぎ…1/4本
★砂糖…大1
★酢…大1
★しょうゆ…大1
ごま油…小1

作り方

茹で鶏
1. 鶏もも肉と☆をポリ袋等にいれて揉みこみ漬けておく。
2. 鍋に〇を入れて強火にかけ、沸騰させる。
3. 漬けておいた鶏もも肉を2に入れ、ひと煮たちさせたら、火を止めて蓋をして15～30分ほど置いておく。
4. 中に火が通っているか、必ず厚みのある部分を切って確認する。
5. お好みで1.5～2cm幅にカットし、ネギソースをかけて完成。

ネギソース
1. 長ねぎの白い部分をみじん切りにする。
2. 鍋にごま油を入れて中火で熱し、1のねぎを入れてサッと炒める（焦がさないように）。
3. 2に★を入れてひと煮たちさせて、火を止める。

※茹で汁はスープやお粥にアレンジしても◎

温める力不足タイプに

くるみのホッとスムージー

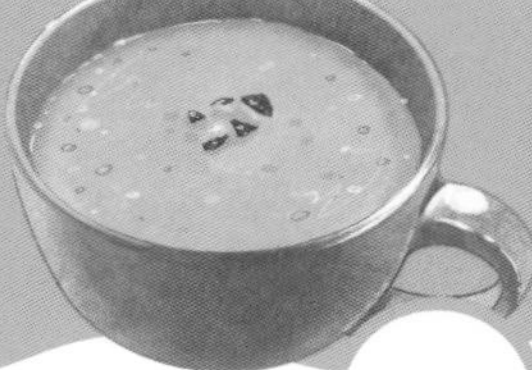

材料
（1人前）

くるみ（ロースト）…50g
ナツメ…15g
お湯…200ml
黒糖…お好みで
ナツメ（トッピング用）…適量

作り方

1. ナツメの種を取り除く。
2. くるみ、ナツメ、お湯を小鍋に入れて15分～30分ほど置いておく。
3. ミキサーにかける（ハンドブレンダーも可）。
4. 小鍋に戻し、沸騰しない程度に温める。
5. カップに移し、ナツメをトッピングしたら完成。

温める力不足タイプに

松の実と紅茶のブールドネージュ

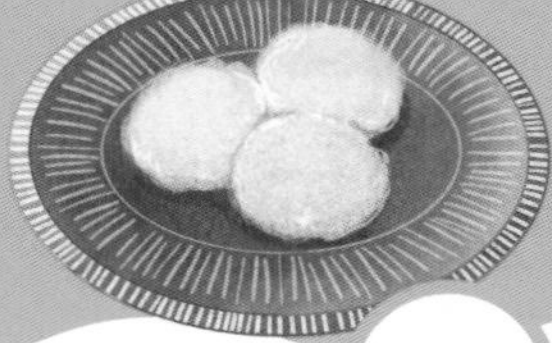

材料
（7～10個分）

☆米粉…50g
☆粉糖…25g
☆アーモンドプードル…15g
☆紅茶（粉砕されていなくても可）…2g
松の実…15g
米油（香りが少ない他の油でも代用可）…35g
粉糖（トッピング用）…適量

作り方

1. オーブンを180℃に予熱しておく。
2. ボウルに☆をすべてふるい入れ、混ぜ合わせる。
3. 2に松の実、米油を加え、しっかり混ぜ合わせる。
4. 3を直径3cmくらいの大きさに丸め、クッキングシートを敷いた天板に並べる。（崩れやすいのでぎゅっと握りながら成形すると良い）
5. 180℃のオーブンで15分ほど焼く。
6. 粗熱が取れたら、粉糖をまぶして完成。

4話

積極的に食べたい食材は？

血行不良タイプには

- イワシ
- 納豆
- サバ
- らっきょう
- 玉ねぎ
- 黒きくらげ
- にんにく
- 桃
- ナス
- 酢
- ニラ
- 小松菜

温める力不足タイプには

- ラム肉
- ターメリック
- エビ
- ニラ
- かぼちゃ
- こしょう
- 玉ねぎ
- 山椒
- くるみ
- 八角
- シナモン
- しょうが

気血不足タイプには

- さつまいも
- 鶏肉
- かぼちゃ
- 牛肉
- 鮭
- ラム肉
- ウナギ
- じゃがいも
- 米
- ぶり
- ナツメ
- 桃

生活養生のポイント

1. シャワーですまさず、湯舟につかること
2. 30分に一回は立ち上がって伸びをしたり肩を回す　机の周りをぐるぐる歩くのも◎
3. ストレスを溜め過ぎず、こまめに発散！
4. 睡眠をしっかりとる

オススメのツボ　三陰交（さんいんこう）

場所
くるぶしの最も高いところから指幅4本上でスネの横（骨と筋肉の境目）

押し方
少し控えめな力でゆっくり押す。呼吸も忘れずにゆっくり行う。

第5話 生理痛編 ～自分を甘やかす～

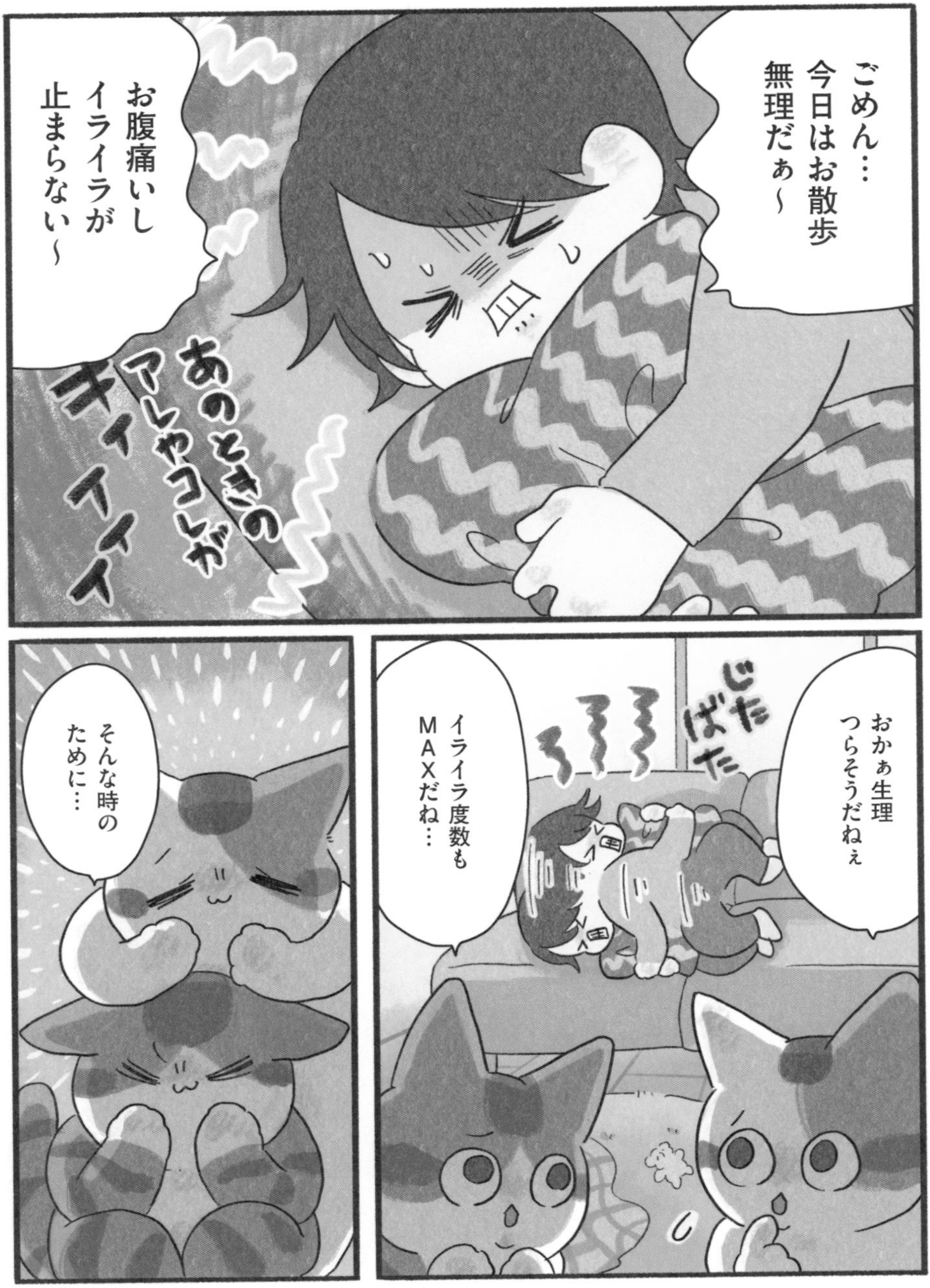
ごめん…
今日はお散歩
無理だぁ～
お腹痛いし
イライラが
止まらない～
あのときのアレやコレがキィイイイ
じた
ばた
おかぁ生理
つらそうだねぇ
イライラ度数も
MAXだね…
そんな時の
ために…

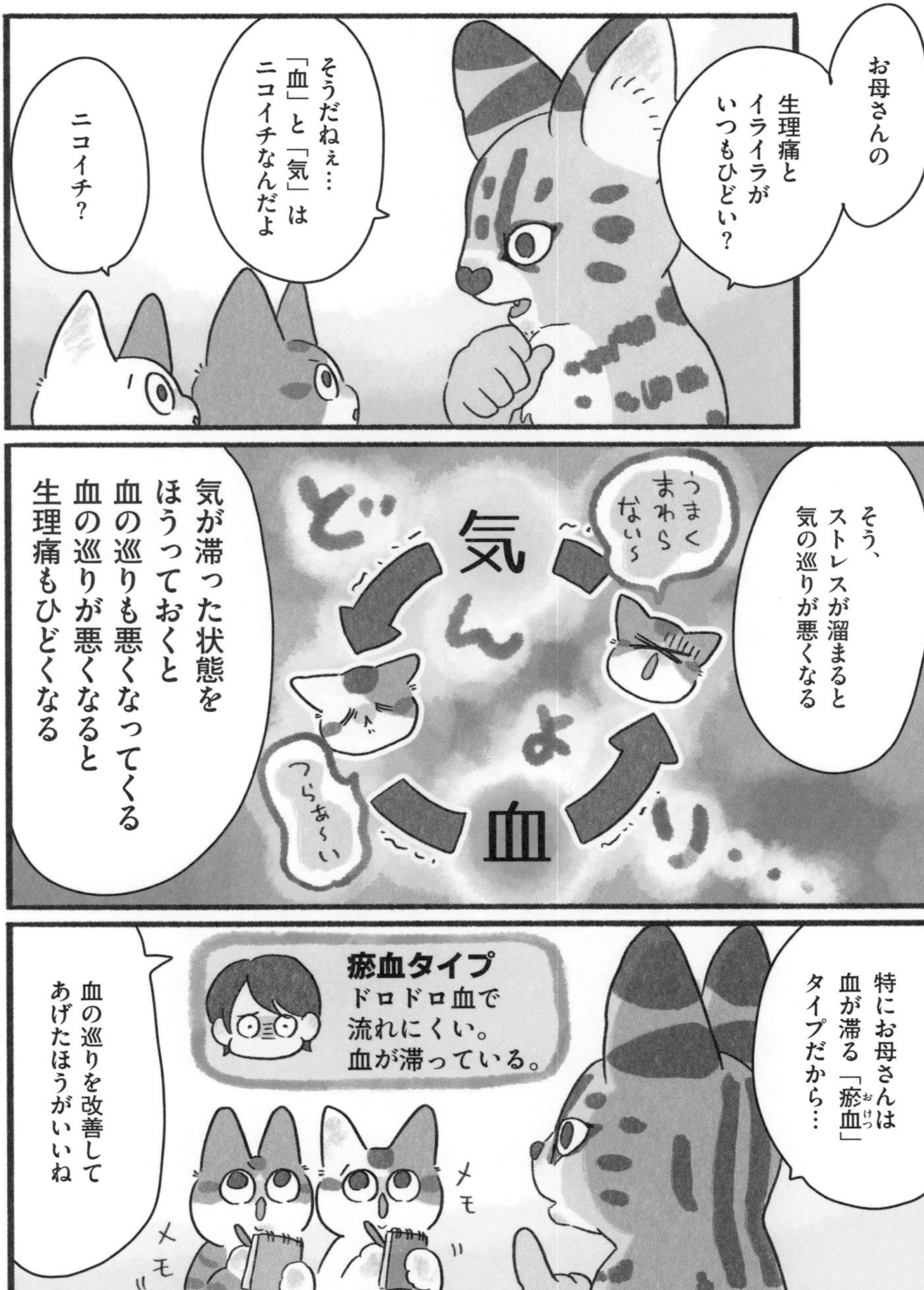

お母さんの生理痛とイライラがいつもひどい？
そうだねぇ…「血」と「気」はニコイチなんだよ
ニコイチ？
そう、ストレスが溜まると気の巡りが悪くなる
うまくまわらない～
気
どんより…
血
つらあ～い
気が滞った状態をほうっておくと血の巡りも悪くなってくる血の巡りが悪くなると生理痛もひどくなる
特にお母さんは血が滞る「瘀血《おけつ》」タイプだから…
瘀血タイプ
ドロドロ血で流れにくい。血が滞っている。
血の巡りを改善してあげたほうがいいね
メモ
メモ

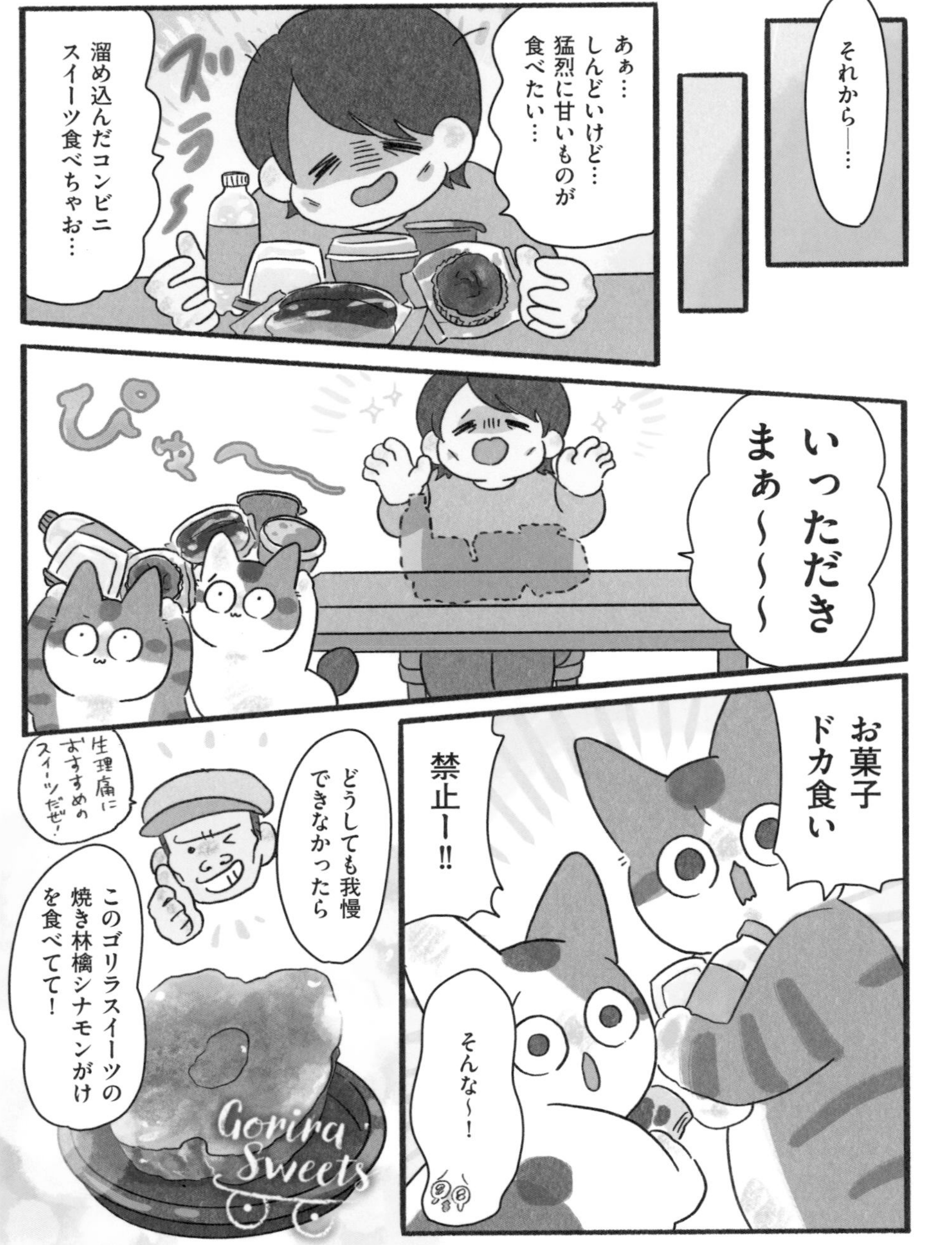

それから――……
あぁ…しんどいけど…猛烈に甘いものが食べたい…
ズラ〜
溜め込んだコンビニスイーツ食べちゃお…
いっただきまぁ〜〜〜
ぴゅ〜〜
お菓子ドカ食い禁止ー!!
そんな〜!
どうしても我慢できなかったら
このゴリラスイーツの焼き林檎シナモンがけを食べてて!
生理痛におすすめのスイーツだぜ!
Gorira Sweets

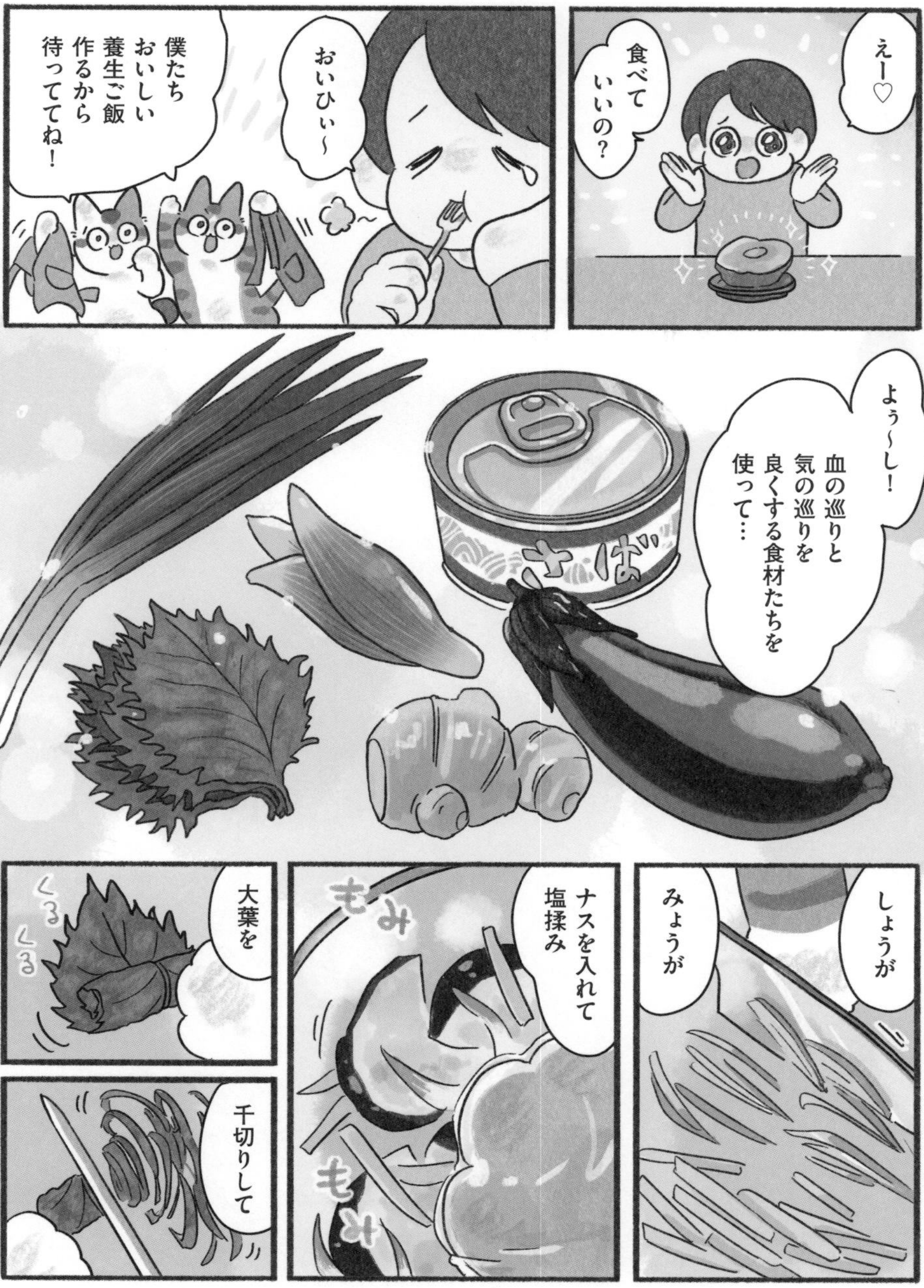
えー♡
食べていいの？
おいひぃ～
僕たちおいしい養生ご飯作るから待っててね！
よぅ～し！
血の巡りと気の巡りを良くする食材たちを使って…
さば
しょうが
みょうが
ナスを入れて塩揉み
もみ
もみ
大葉を
くる
くる
千切りして

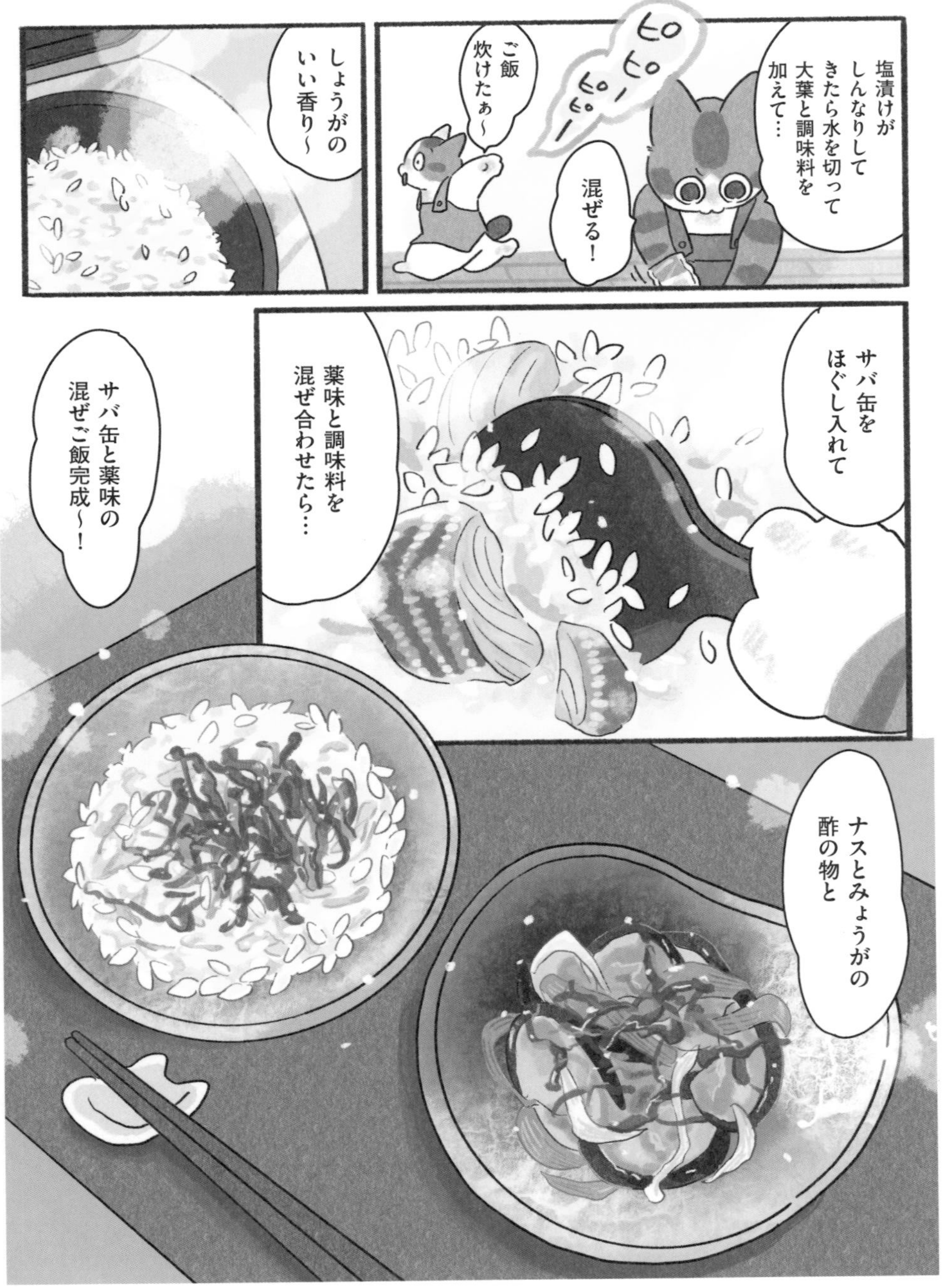
塩漬けがしんなりしてきたら水を切って大葉と調味料を加えて…
混ぜる！
ピピピーピピー
ご飯炊けたぁ～
しょうがのいい香り～
サバ缶をほぐし入れて
薬味と調味料を混ぜ合わせたら…
サバ缶と薬味の混ぜご飯完成～！
ナスとみょうがの酢の物と

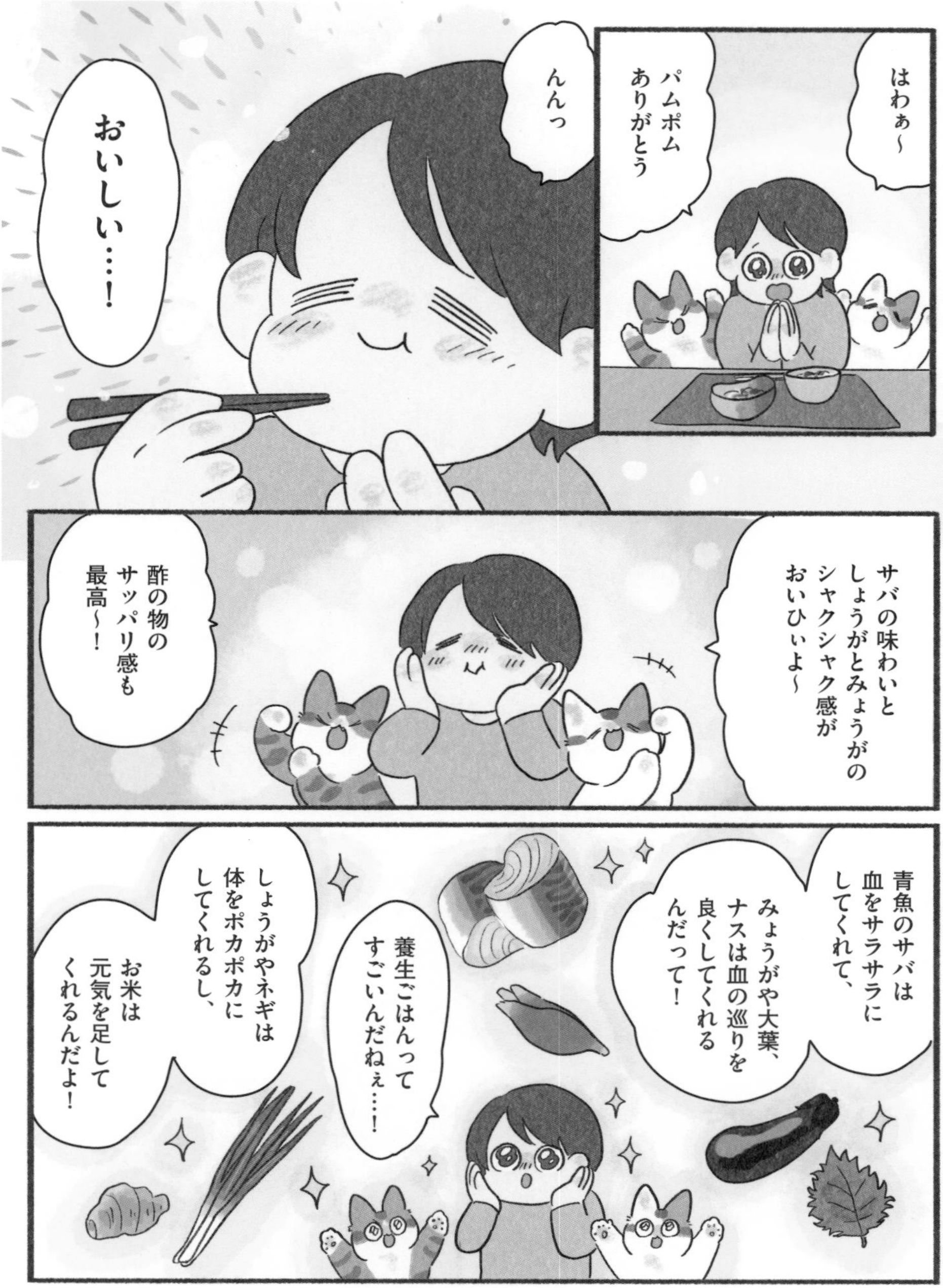
はわぁ〜
パムポム ありがとう
んんっ
おいしい…！
サバの味わいと しょうがとみょうがの シャクシャク感が おいひぃよ〜
酢の物の サッパリ感も 最高〜！
青魚のサバは 血をサラサラに してくれて、
みょうがや大葉、 ナスは血の巡りを 良くしてくれる んだって！
養生ごはんって すごいんだねぇ…！
しょうがやネギは 体をポカポカに してくれるし、
お米は 元気を足して くれるんだよ！

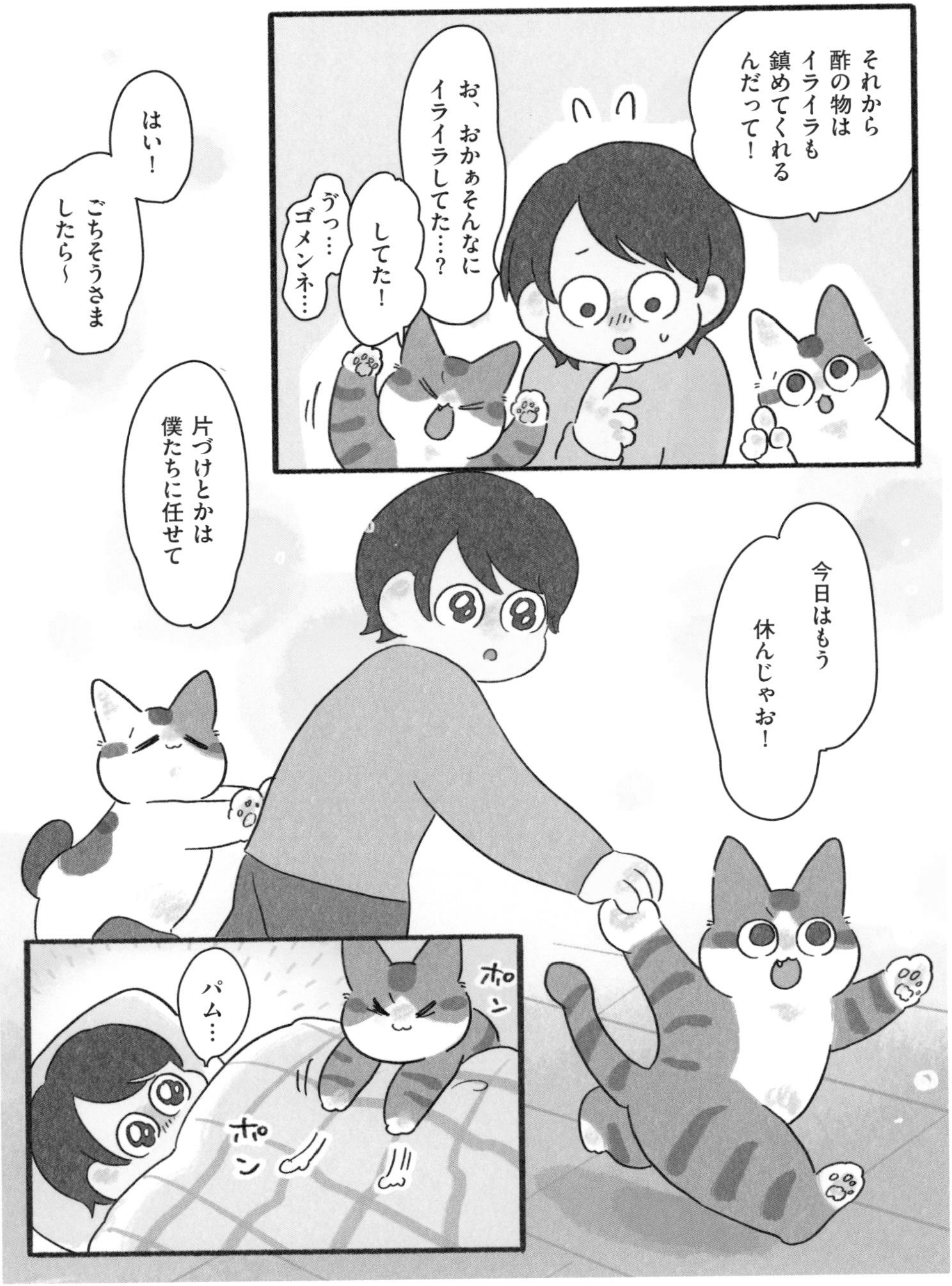
それから
酢の物は
イライラも
鎮めてくれる
んだって！
お、おかぁそんなに
イライラしてた…？
してた！
うっ…
ゴメンネ…
はい！
ごちそうさま
したら〜
片づけとかは
僕たちに任せて
今日はもう
休んじゃお！
ポン
ポン
パム…

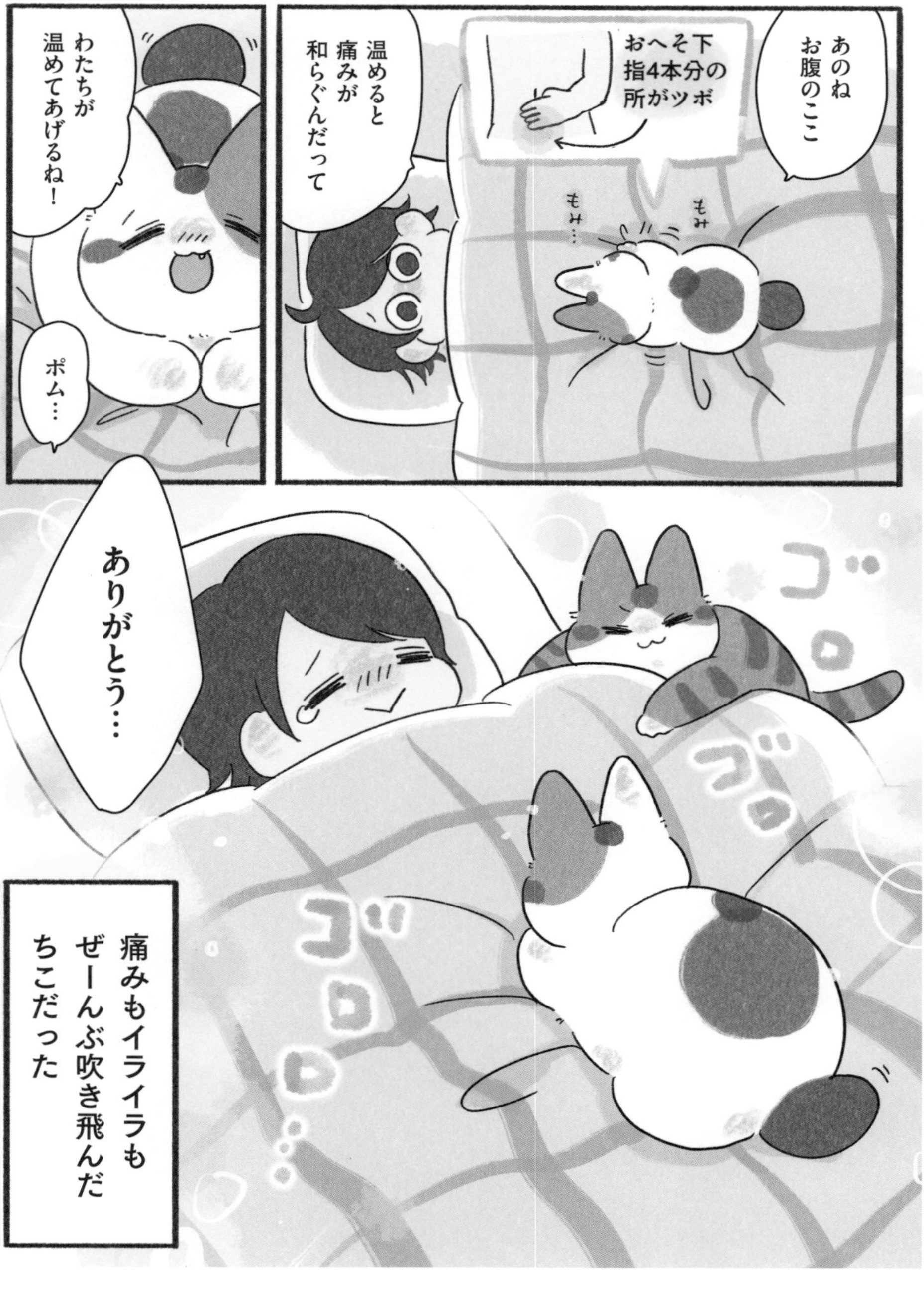
あのね
お腹のここ
おへそ下
指4本分の
所がツボ
もみ
もみ…
温めると
痛みが
和らぐんだって
わたちが
温めてあげるね！
ポム…
ありがとう…
ゴロゴロ
ゴロゴロ…
痛みもイライラも
ぜーんぶ吹き飛んだ
ちこだった

女性の半分近くが悩んでいる生理トラブルのお話

ちこさんのように、生活に支障をきたすほどの生理痛は、正式には「月経困《げっけいこん》難症《なんしょう》」と言われています。

その程度は個人差があり、さまざまですが、生理痛に悩まされている女性は非常に多いです。ここでも原因別の対策を分けてみましたので、日々の養生の参考にしてみてください。

①ストレス過多／血の巡りが悪いタイプ

生理前〜前半に痛みがひどい、下腹部の張り、ズキズキした痛み、メンタルの影響で痛みがひどくなる、経血の色が暗い、経血に塊が見られるなどの特徴があり、ストレスが多い方やＰＭＳ（月経前症候群）に悩む方も多いです。

食養生では、ストレス対策（気の巡り改善）としてゆず、みかん、オレンジなど柑橘類、みょうが、春菊、三つ葉、大葉（しそ）、ミント、ジャスミンティー

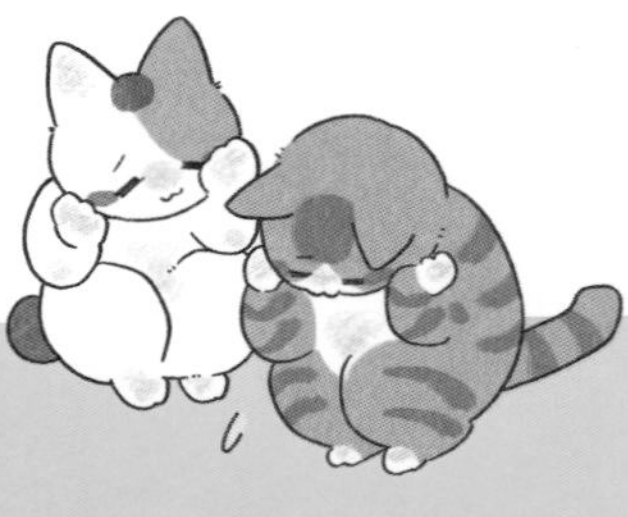

などが有効で、また血の巡り対策としてイワシやサバなどの青魚、玉ねぎ、にんにく、ナス、ニラ、納豆、らっきょう、黒きくらげ、桃などもいいでしょう。

②冷えによる生理痛

生理前～中に痛みがひどく、特徴としては、冷えると痛みが強くなる、経血の色が暗く、塊があるなどが挙げられます。また、このタイプの人は手足の冷えやむくみ、顔色が白っぽいなどの傾向があります。

食養生では、よもぎ、ベニバナ、シナモン、しょうが、ねぎ、フェンネル、山椒の実、八角などを摂るのをおすすめします。

③気血不足による生理痛

このタイプは生理の後半に痛みが強くなります。比較的弱いシクシクした痛みが長く続き、生理周期が長い、経血の色が薄い、経血の量が少ない、疲労感、めまい、立ちくらみなどの症状が見られます。

食養生では、かぼちゃ、にんじん、豆類、米、クコの実、ブルーベリー、いちご、レバー、小松菜、ほうれん草、黒きくらげなどを摂るようにしましょう。

生理痛やPMSがあるのは「体質だから」とあきらめる必要はありません。普段からできるセルフケアで対処していきましょう。

おししょーの一言

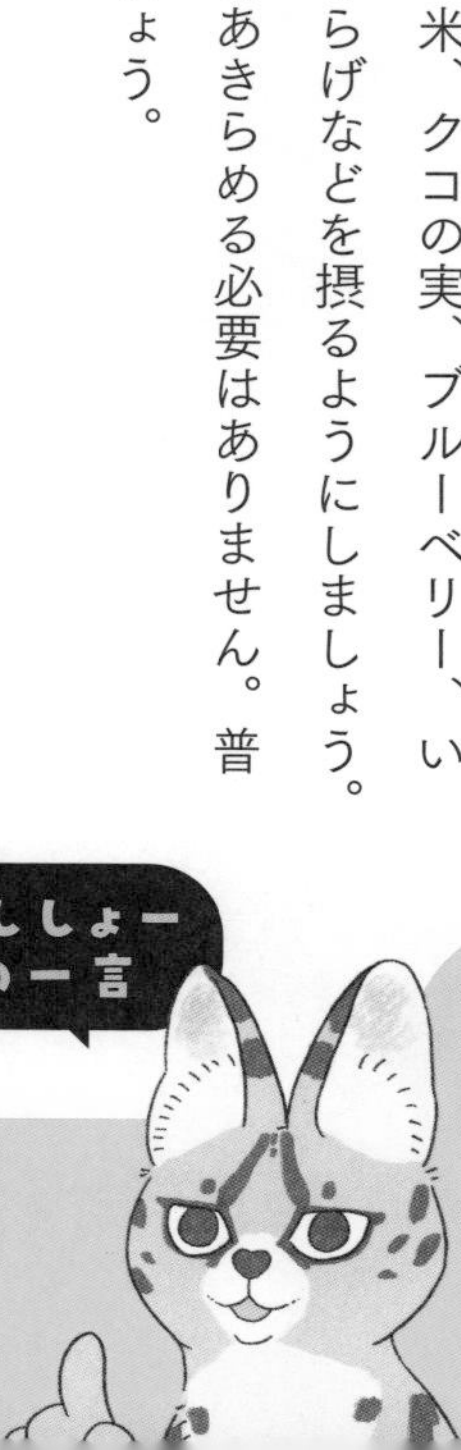

実は生理痛は本来“ない”のが当たり前なんだ。対策をしっかりすることで、根本から改善していこう。それには生理期間だけで見るのではなく、普段の生活からストレスをこまめに発散するのが大切だよ。

生理痛に効くレシピ

ストレス・血の巡り改善に

サバ缶と薬味の混ぜご飯

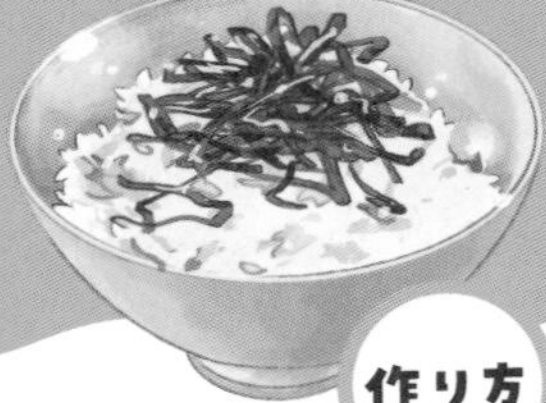

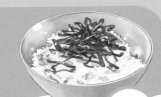

材料（2人前）

ご飯…1合
サバ缶…1缶（150g）
※汁は入れない
しょうが…スライス3枚
みょうが…1個
大葉…5~8枚
青ねぎ…2本
☆酢…小2
☆白だし…小1
☆白ごま…適量

作り方

1. 千切りにしたしょうがを入れてご飯を炊く。
2. みょうがは半分に切り、千切りにして水にさらしておく。
3. 大葉は軽くたたき、千切りに、青ねぎは刻んでおく。
4. 炊けたご飯に水気を切ったサバ缶をほぐしながら入れ、混ぜ合わせる。
5. しょうが、みょうが、大葉、青ねぎと☆をすべて入れて混ぜ合わせる（大葉はのせる用に少し取っておく）。
6. お茶碗に盛り、大葉を盛り付けたら完成。

ストレス・血の巡り改善に

ナスとみょうがの酢の物

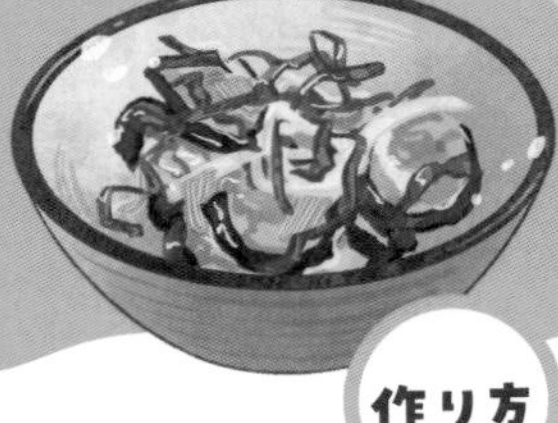

材料（1人前）

ナス…1本
みょうが…1/2個
大葉…1枚
しょうが…スライス1枚
塩…ひとつまみ
☆酢…小1
☆きび砂糖…小1
☆白だし…小1

作り方

1. ナスは5mm幅の半月切りに、みょうがと大葉、しょうがは千切りにします。
2. ナス、みょうが、しょうがをボウルに入れ、塩を入れて軽く塩揉みをする。
3. しんなりしてきたら軽く水洗いし、しっかりと水気を切る。
4. ☆を混ぜておく。
5. ナス、みょうが、しょうが、大葉と☆を混ぜ合わせる。
6. 軽く水気を切ってから器に盛り完成。

●計量単位は大1（大さじ1）＝約15ml / 約15g、小1（小さじ1）＝約5ml / 約5gです。
※材料によって違う場合があります。
●火加減は目安です。家庭用コンロ、IHヒーターなど機種により火力が異なりますので、様子を見て調整してください。

冷え改善に

りんごシナモン煮

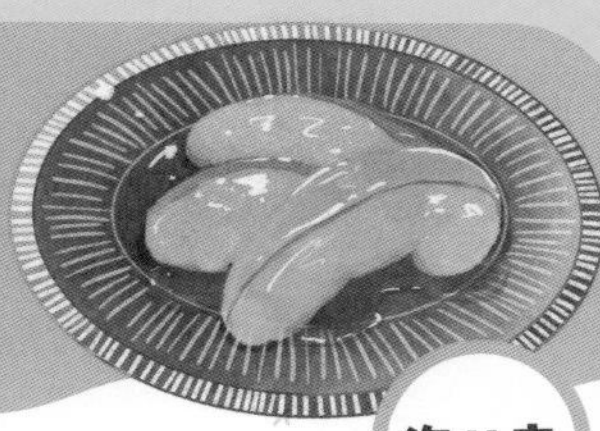

材料（1人前）

りんご…1個
きび砂糖（はちみつでも可）…30g
バター（無塩）（ココナッツオイルでも可）…5g
シナモンパウダー…小1/2

作り方

1. りんごは8等分に切り、芯は取り除いておく（皮はお好みで）。
2. フライパンにバターを入れ、りんごを並べて中火にかける。
3. バターが溶けたらきび砂糖を加える。
4. きび砂糖が溶けて水分が出てきたら、蓋をして弱火で10分ほど煮る。
5. シナモンを加え、水分を飛ばしとろみが付くまで煮詰めて完成。

※はちみつは1歳未満の乳児には与えないでください。

気血不足・冷え改善に

レバーのしょうが煮

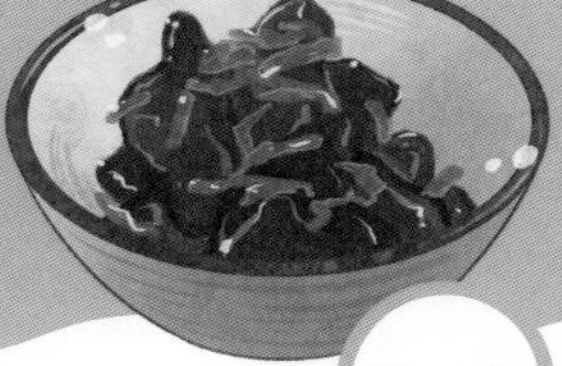

材料（1人前）

レバー…100g
しょうが…10g
☆酒…大1
☆水…大4
☆みりん…大1
☆しょうゆ…大1
☆砂糖…大1/2

作り方

1. レバーを大きめの一口大に切る。水に10 ～ 15分さらし、水を切る。
2. 鍋にお湯を沸かし、レバーを20 ～ 30秒茹でてからザルにあげる。
3. 鍋にレバーと千切りにしたしょうがを入れ、☆の調味料を加える。
4. 鍋を中火にかけ、軽く混ぜて調味料を溶かす。
5. 煮たったら、火加減を少し落としてアクを取り除く。
6. 弱火と中火の中間くらいの火加減にし、鍋底がうっすら見えるくらいまで煮詰めて（15 ～ 20分）完成。

気血不足・ストレス改善に

牛肉と春菊のトマトスープ

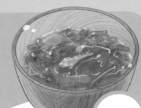

材料
（1人前）

牛肉（切り落とし肉）…100g
春菊…1/2袋
トマト…2個
にんにく…1かけ
ごま油…大1
☆水…600ml
☆酒…大2
☆塩…小1
☆鶏がらスープの素…大1/2

作り方

1. にんにくの皮をむいて、包丁の腹で押しつぶす。
2. トマトはヘタを取り、大きめの一口大に切る。
3. 春菊は洗って、水気を切り食べやすい大きさに切る。
4. 鍋にごま油をひき、にんにくを炒め、香りが立ってきたら牛肉を入れ炒める。
5. 牛肉に火が通ってきたら、春菊、トマトを入れて軽く炒める。
6. ☆を加え、煮立ったら、火加減を少し落としてアクを取り除き、5分ほど煮込んで完成。

冷え・血の巡り改善に

よもぎ茶

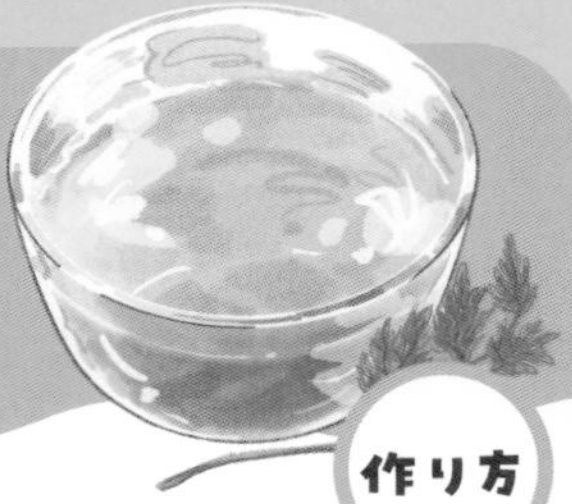

材料
（1人前）

お湯…150ml
よもぎの葉（生or乾燥）…大1

作り方

生のよもぎの場合

1. よもぎを丁寧に洗って水気を切り、葉っぱだけにする。
2. 蒸し器で30秒蒸したらザルの上に広げ、カラカラになるまで3 ～ 4日ほど乾燥させる。

乾燥よもぎの場合

1. ティーポットによもぎの葉を入れる。
2. 1に熱湯をそそぎ、ふたをして2 ～ 3分じっくり蒸らしたら完成。

5話

積極的に食べたい食材は？

ストレス対策には
- みょうが
- みかん
- 春菊
- パクチー
- 三つ葉
- パセリ
- 大葉（しそ）
- そば
- ミント
- フェンネル
- ゆず
- オレガノ

冷えには
- よもぎ
- ラム肉
- ベニバナ
- 鶏肉
- シナモン
- 鮭
- しょうが
- かぼちゃ
- 山椒の実
- くるみ
- 八角
- 黒糖

血の巡り改善には
- イワシ
- 納豆
- サバ
- らっきょう
- 玉ねぎ
- 黒きくらげ
- にんにく
- 桃
- ナス
- よもぎ
- ニラ
- 酢

気血不足には
- かぼちゃ
- 黒きくらげ
- にんじん
- 米
- 豆類
- いちご
- レバー
- イカ
- 小松菜
- さつまいも
- ほうれん草
- 鮭

生活養生のポイント

1. 生理前：ストレスを溜めないように
2. 生理中：体を冷やさないように
3. 生理後：栄養のあるものを摂り血を補う食事をする
4. いつも以上に自分を大事に時には甘やかすことも大切

オススメのツボ　血海（けっかい）

場所

膝のお皿の内側、指3本分上のところ

押し方

右手は右足、左手は左足の膝を包み込むようにのせ、それぞれの親指の腹をツボに置いて「ゆっくり押す・離す」を10回ほど続ける。クルクル回してもOK。カイロや温かいペットボトルで温めるのも◎。

第6話 気象病編 ～元気のスープ～

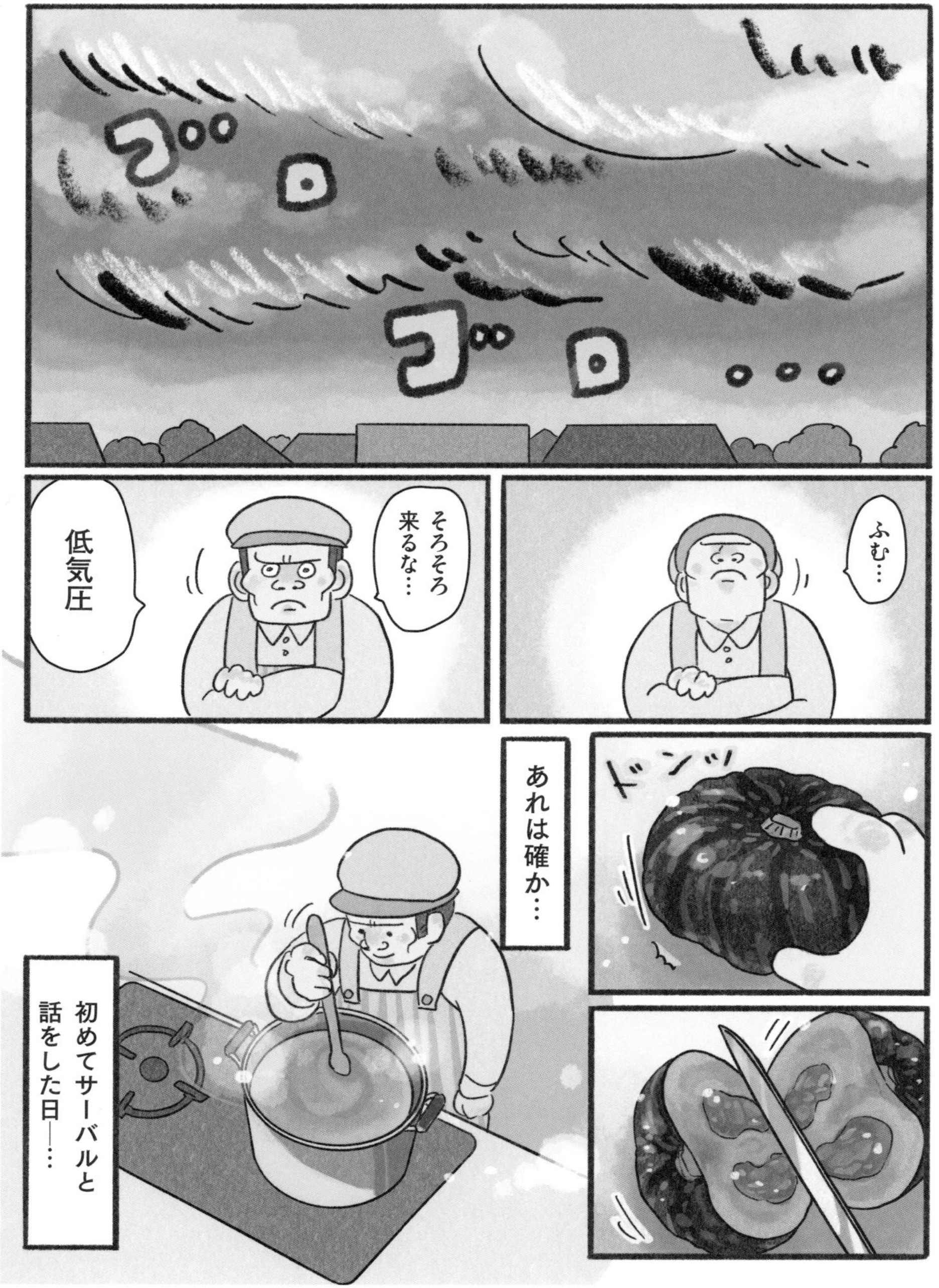
ゴロ
ゴロ・・・
ふむ…
そろそろ来るな…
低気圧
ドンッ
あれは確か…
初めてサーバルと話をした日――…

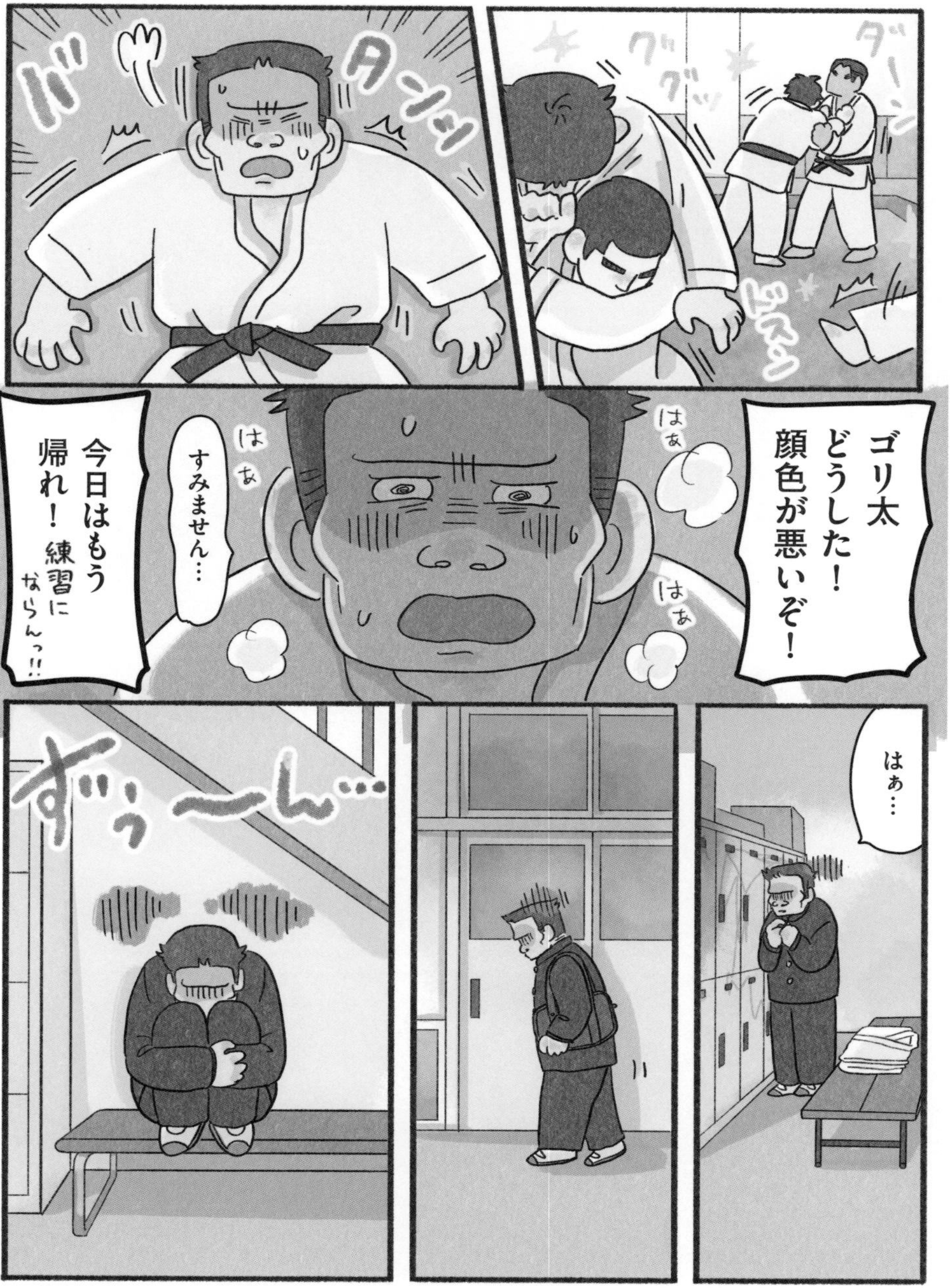
ググッ
ダーン
ドスン
バタンッ
ゴリ太 どうした! 顔色が悪いぞ!
はぁ はぁ
すみません…
はぁ
今日はもう帰れ! 練習にならんっ!!
はぁ…
ずぅ〜ん…

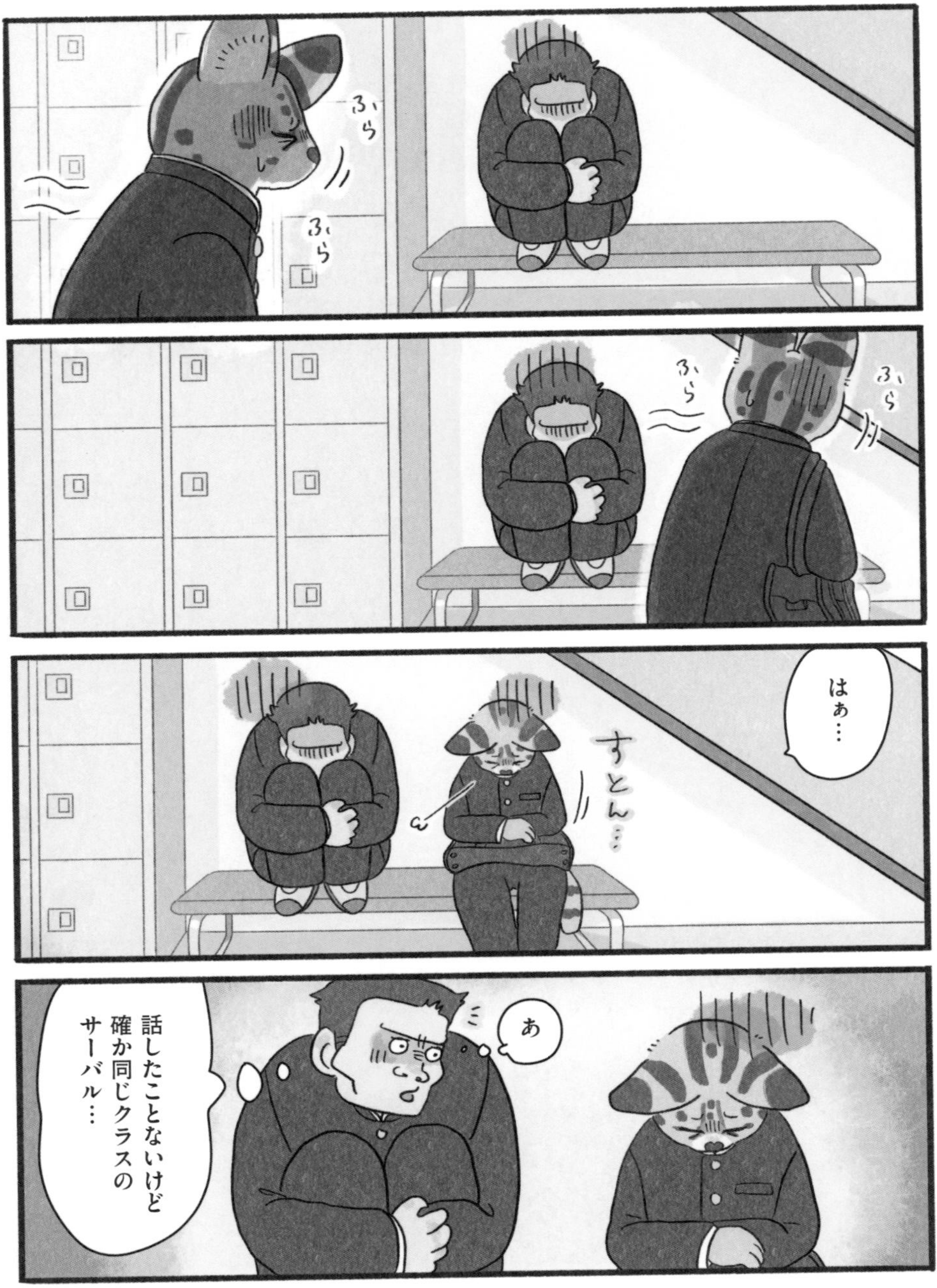
ふら
ふら
ふら
ふら
はぁ…
すとん…
あ
話したことないけど
確か同じクラスの
サーバル…

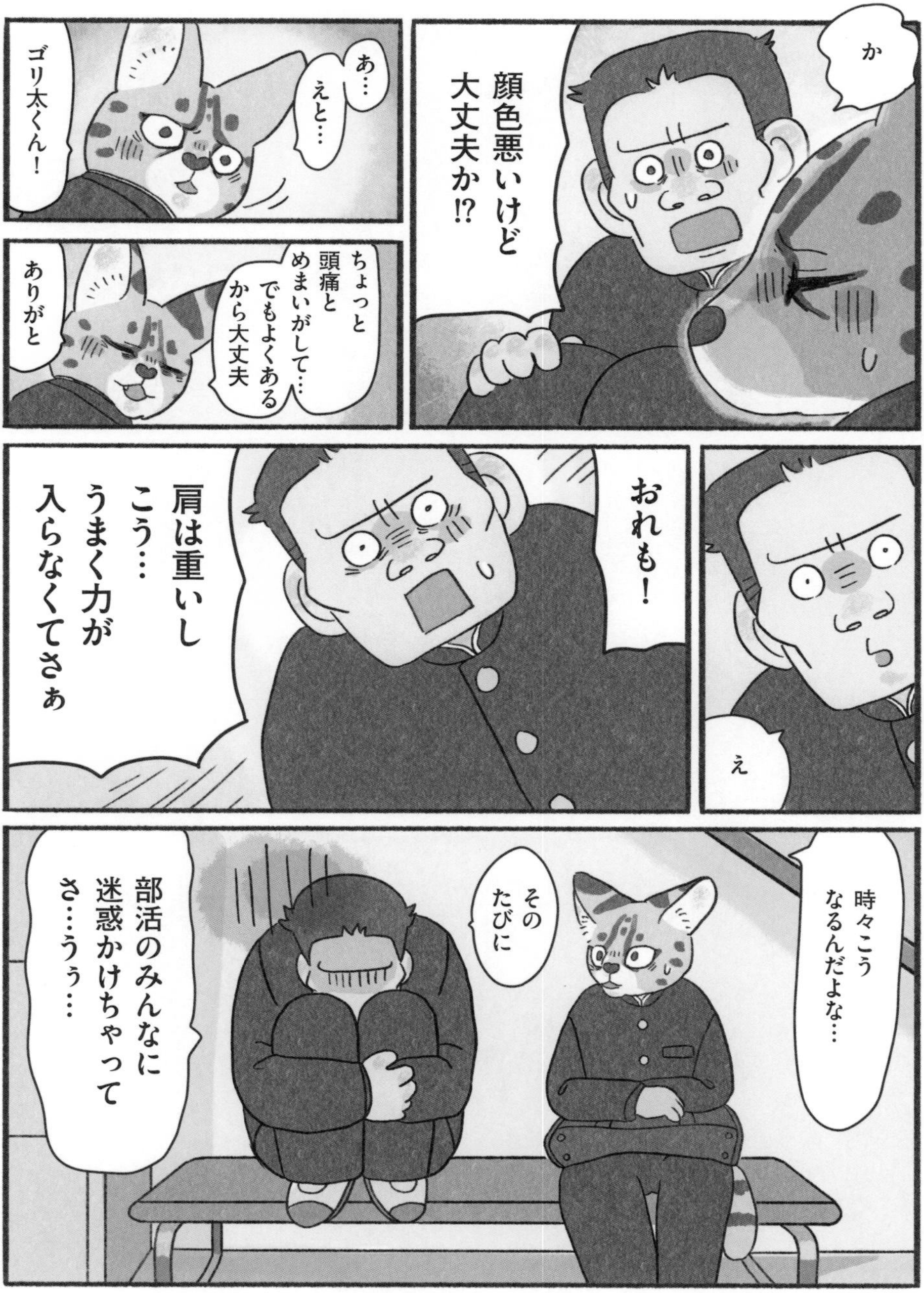
か
顔色悪いけど大丈夫か⁉
あ…えと…
ゴリ太くん！
ちょっと頭痛とめまいがして…でもよくあるから大丈夫
ありがと
え
おれも！
肩は重いしこう…うまく力が入らなくてさぁ
時々こうなるんだよな…
そのたびに
部活のみんなに迷惑かけちゃってさ…うぅ…

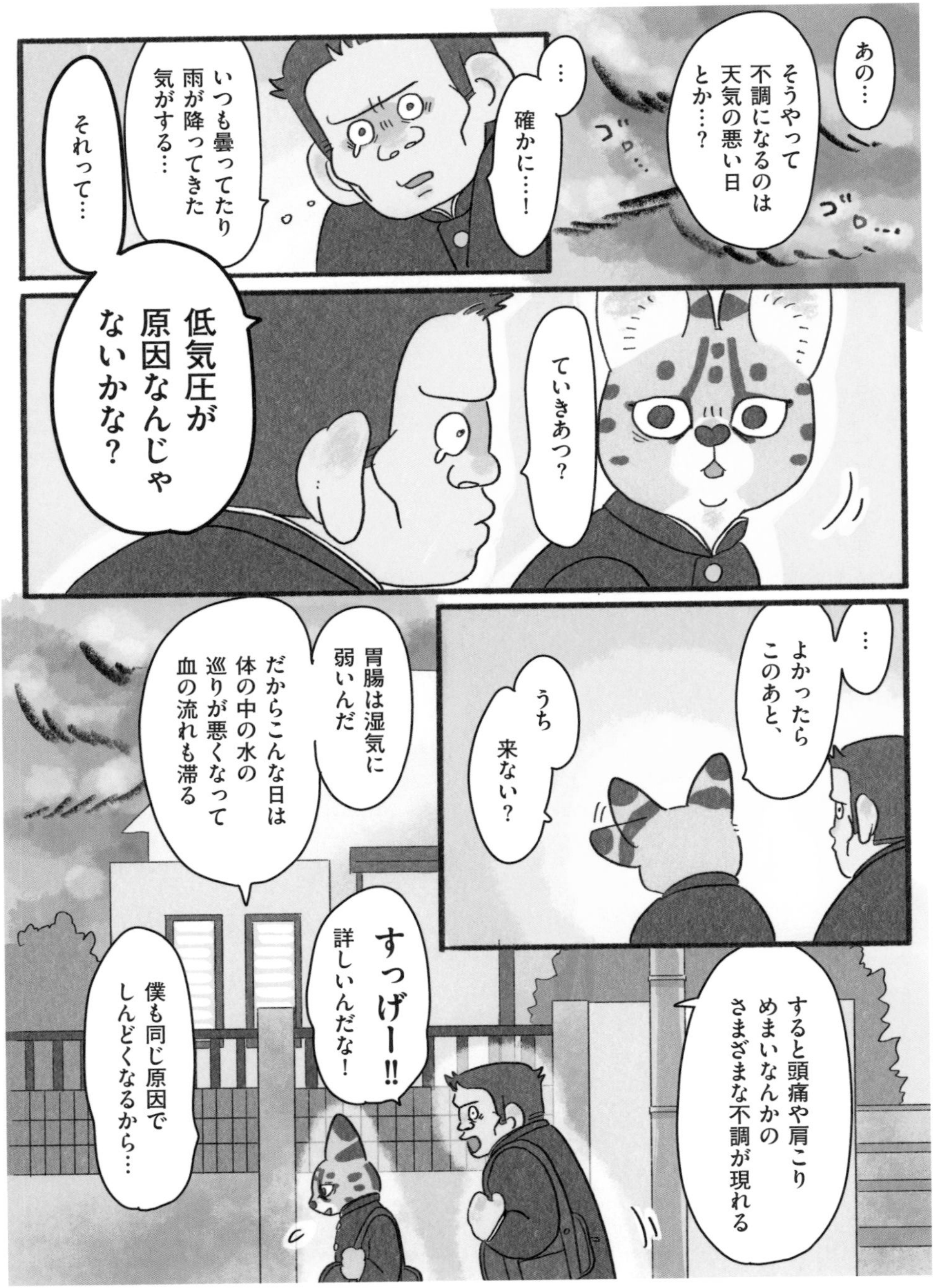

あの…
そうやって不調になるのは天気の悪い日とか…？
ゴロ…
ゴロ…
…
確かに…！
いつも曇ってたり雨が降ってきた気がする…
それって…
低気圧が原因なんじゃないかな？
ていきあつ？
胃腸は湿気に弱いんだ
だからこんな日は体の中の水の巡りが悪くなって血の流れも滞る
すると頭痛や肩こりめまいなんかのさまざまな不調が現れる
すっげー!!
詳しいんだな！
僕も同じ原因でしんどくなるから…
…
よかったらこのあと、
うち来ない？

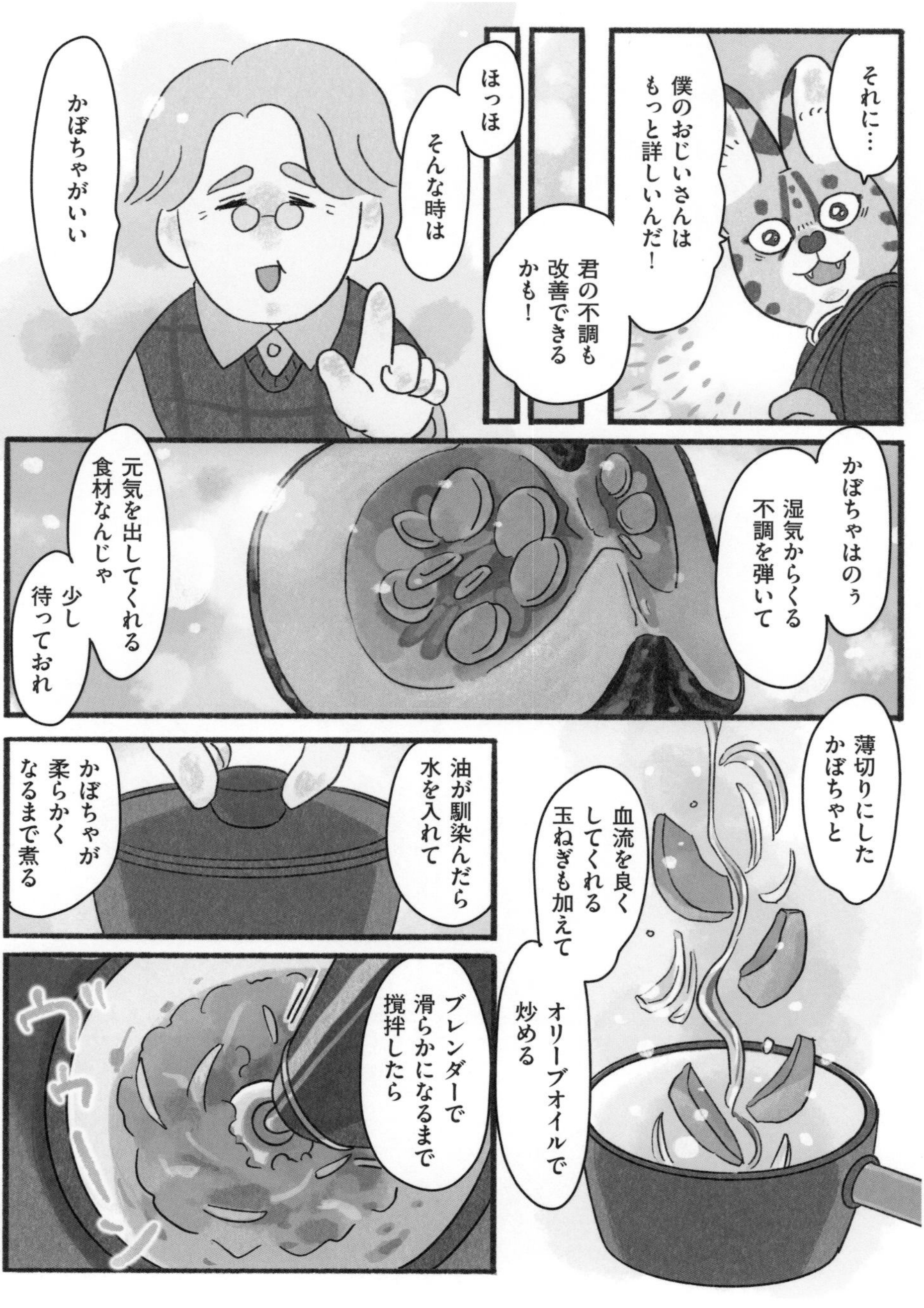

それに…
僕のおじいさんはもっと詳しいんだ!
君の不調も改善できるかも!
ほっほ
そんな時は
かぼちゃがいい
かぼちゃはのぅ
湿気からくる不調を弾いて
元気を出してくれる食材なんじゃ
少し待っておれ
薄切りにしたかぼちゃと
血流を良くしてくれる玉ねぎも加えて
オリーブオイルで炒める
油が馴染んだら水を入れて
かぼちゃが柔らかくなるまで煮る
ブレンダーで滑らかになるまで攪拌したら
ヴゥーーン

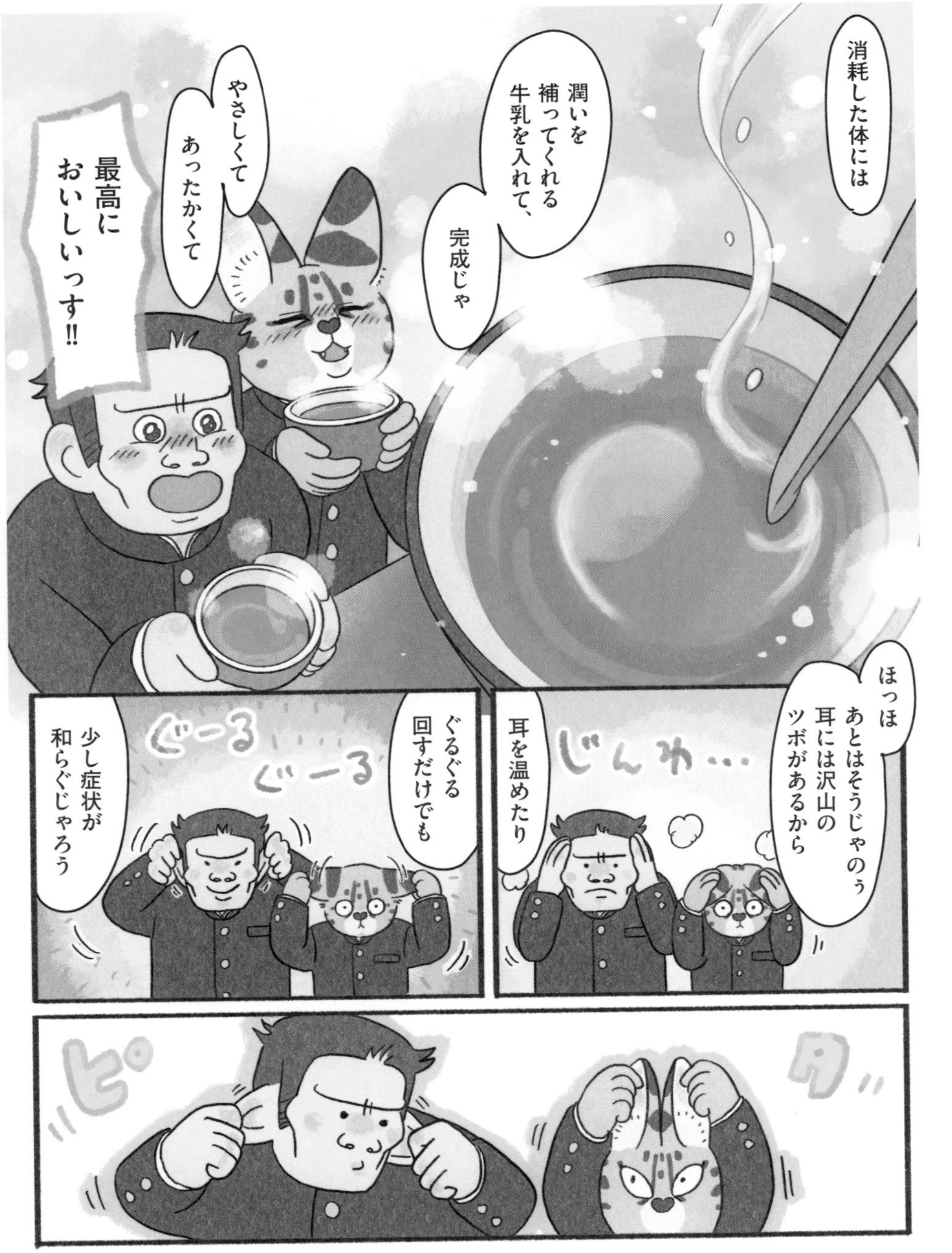

消耗した体には
潤いを補ってくれる牛乳を入れて、
完成じゃ
やさしくてあったかくて
最高においしいっす!!
ほっほ
あとはそうじゃのぅ耳には沢山のツボがあるから
耳を温めたり
じんわ…
ぐるぐる回すだけでも
ぐーるぐーる
少し症状が和らぐじゃろう
ピ
タ

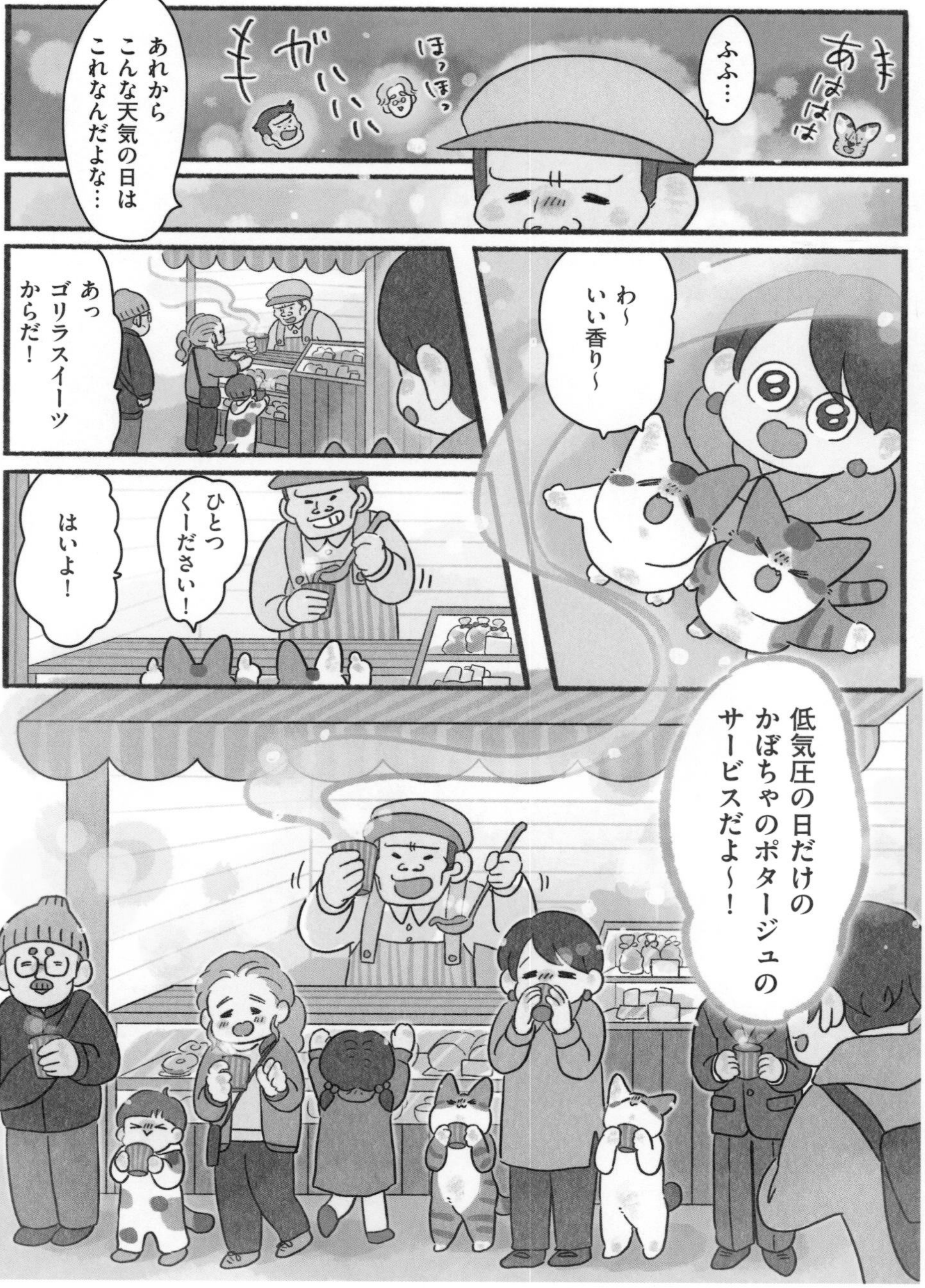
あははは
ふふ…
ほっほっ
がハハハ
あれから
こんな天気の日は
これなんだよな…
わ～
いい香り～
あっ
ゴリラスイーツ
からだ！
ひとつ
くーださい！
はいよ！
低気圧の日だけの
かぼちゃのポタージュの
サービスだよ～！

そのつらさは天気のせいかも？ 気象病のお話

この漫画で取り上げた「気象病」という言葉、最近よく聞くようになったと思いませんか？　気象病は、気候や天気の変化が原因で起こる不調の総称で、頭痛やめまい、疲労感、関節痛、気持ちの落ち込み、吐き気、喘息など、さまざまな症状が出るのが特徴です。

昔から症状を訴える方はいたのですが、近年特に注目が集まっている症状のひとつです。その潜在患者数は１０００万人にのぼるともいわれています。

気象病は、気圧、気温、湿度など気象の大きな変化による自律神経の乱れが原因で起きると考えられていて、その中でも気圧の変化による影響がとても大きく、気象病の自覚があるという人は、特に気圧が低下する時に症状が出やすいという方も多いと思います。

東洋医学では「気象病」の原因は、①気の不足　②体に溜まった余分な水分

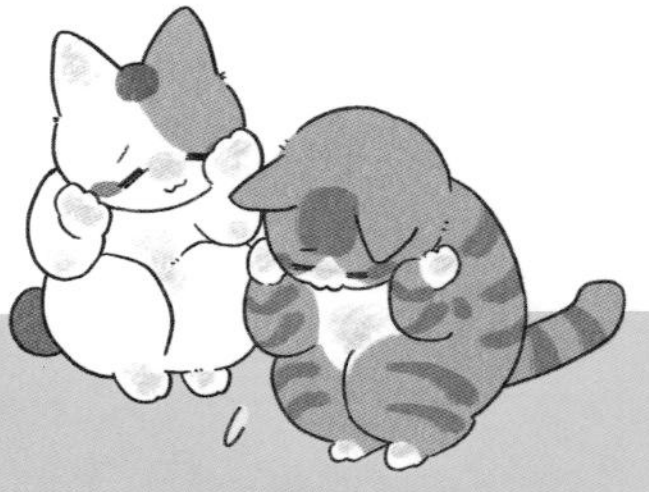

=湿《しつ》とされていて、気象病の症状が出やすい人は、胃腸が弱く、元気不足の方が多い傾向にあります。

胃腸には水を全身へ均等に運ぶ働きがありますが、弱っていると分配すべき水が偏ってしまいます。水が上半身で滞ると、頭痛やめまい、ふらつきに、下半身で滞るとむくみに、お腹で滞ると胃腸のトラブルにつながるといった具合で、体のさまざまな場所に不調が出るというわけです。

さらに雨が多い季節や台風の時期は、外気や天候からの「湿邪《しつじゃ》」も原因になります。外からの「湿」と、体内にも溜まった「湿」のダブルの影響がありますので、雨の多い時期は気象病も増える時期と言えそうです。

また気が不足している人は、体の適応能力も下がります。気圧が急激に上がったり下がったりするとき、気が十分にあれば体が対応できますが、不足していると環境に適応できません。気象病対策には、食事や生活習慣で気を補ったり胃腸を元気にしたりして、湿をうまく排出できる体を作ることが第一歩になります。

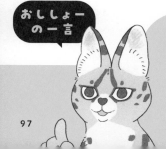

おししょーの一言

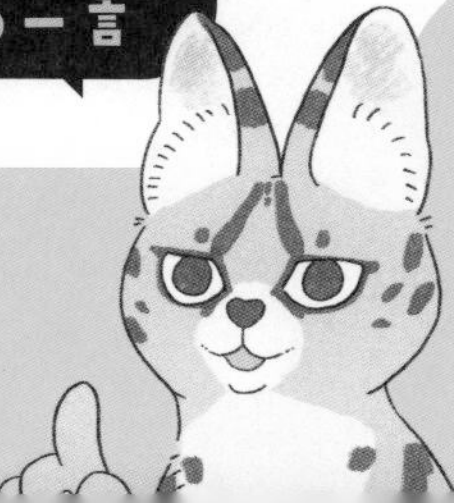

人間も自然のサイクルの一部。そう考えると、気候や天気の影響を受けるのも当然なんだ。とはいえ、つらいものはつらい。症状が出やすい人は普段からケアを心がけて症状の予防につなげよう。暴飲暴食や水の摂りすぎには特に気をつけることだよ!

つらい気象病に効くレシピ

胃腸を元気にしたい時に

かぼちゃのポタージュ

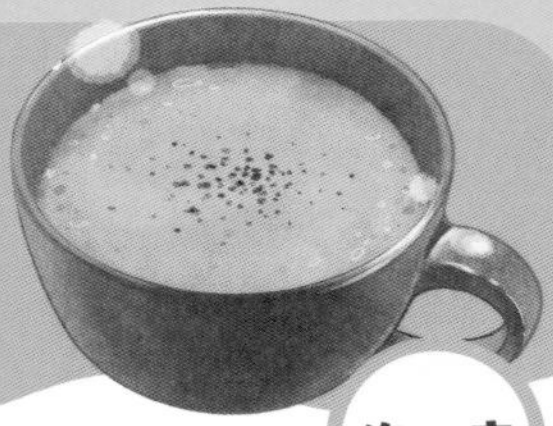

材料
（1人前）

かぼちゃ…1/8個（150g）
玉ねぎ…1/4個（50g）
オリーブオイル…大1
牛乳…100ml（豆乳でも可）
水…100ml
塩…少々

作り方

1. かぼちゃの種とワタを取り、皮をむき、薄切りにする。
2. フライパンにオリーブオイルをひき、薄切りにした玉ねぎを弱火でしんなりするまで炒める。
3. 2にかぼちゃを入れて、全体に油がなじむまで炒める。
4. 3に水を入れて中火にし、煮立ったら蓋をして弱火で10 ～ 15分ほど煮る。
5. かぼちゃが柔らかくなっていたら、火を止めブレンダーで滑らかになるまで撹拌する（ミキサーを使う場合は冷ましてからかける）。
6. 滑らかになったら、中火にかけ牛乳を加えてのばす。
7. 最後に塩で味を調えて完成。

胃腸を元気に・水はけを良くしたい時に

小豆粥

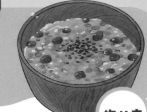

材料
（1人前）

米（砥いで1時間ほど浸水）…1/4合
小豆（乾燥）…25g
ごま塩…お好みで
水…小豆を茹でる分+煮込む時用

作り方

1. 小豆をサッと洗い、鍋に入れてかぶる程度の水を加えて中火にかける。
2. 2 ～ 3分煮立たせたら、ザルにあげる。
3. 同じ鍋に小豆を戻し、水を600ml入れて中火にかける。
4. 煮立ったら弱火にし、30分茹でて（やや硬め）、小豆と茹で汁に分ける。
5. 鍋に米、小豆を入れ、4の茹で汁と水を合わせて600mlになるようにして加え、中火にかける。
6. 沸騰したら鍋底から1度混ぜ、箸1本分の隙間を開けて蓋をし、弱火で30 ～ 40分ほど火にかける（水が足りなくなったら足し水をする）。
7. お好みでごま塩を加え完成。

●計量単位は大1（大さじ1）＝約15ml / 約15g、小1（小さじ1）＝約5ml / 約5gです。
※材料によって違う場合があります。
●火加減は目安です。家庭用コンロ、IHヒーターなど機種により火力が異なりますので、様子を見て調整してください。

水はけを良くしたい時に

白身魚と野菜の蒸し煮

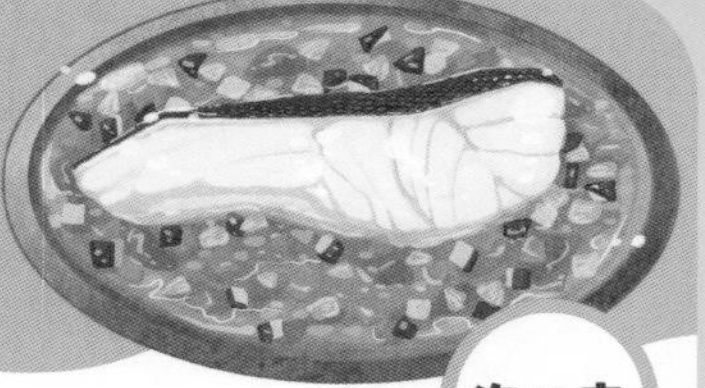

材料
（1人前）

白身魚…1切れ
にんにく…1/2かけ
玉ねぎ…100g
にんじん…50g
ズッキーニ…50g
ミニトマト…5~6個
オリーブオイル…大1
白ワイン…50ml
水…50ml
塩…少々
パセリ…適量
レモン…1切れ

作り方

1. にんにく、玉ねぎ、パセリはみじん切りに、にんじんとズッキーニは5mm角に切り、ミニトマトは1cm角に切る。
2. 鍋にオリーブオイルを入れて熱し、にんにくを入れ香りが立ったら取り出す。
3. 玉ねぎを入れ、透き通るまで炒めたら、にんじんを加えて炒める。次にズッキーニ、ミニトマト、パセリの順番に炒めていく。
4. 白身魚を入れ、白ワインと水を加え弱めの中火で煮立たせる。
5. 煮立ったら、弱火にし蓋をして8分ほど蒸し煮にする。
6. 白身魚を先に取り出し、器に盛っておく。
7. 鍋の野菜に塩を少々加え、味を調えて、白身魚にかける。
8. お好みでレモンをかけて完成。

胃腸を元気にしたい時に

いんげんのごま和え

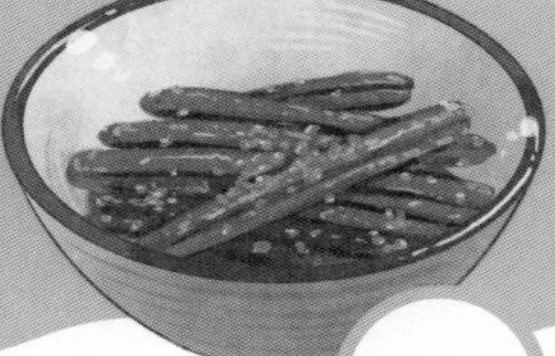

材料
（1人前）

いんげん…50g
塩…小1/2
☆白すりごま…大1/2
☆しょうゆ…小1/2
☆砂糖…小1/2弱

作り方

1. 小鍋に水（適量）と塩を入れて火にかける。
2. いんげんはヘタを取り、食べやすい大きさに切る。
3. お湯が沸いたらいんげんを入れ、2～3分茹でる（箸でたまに混ぜる）。
4. ザルにあげて水でしっかりと冷ます。
5. 冷めたら、水気を切る。キッチンペーパーなどを使っても◎。
6. ボウルに☆を混ぜ合わせ、いんげんと和えて完成。

水はけを良くしたい時に

ピーマンの塩昆布炒め

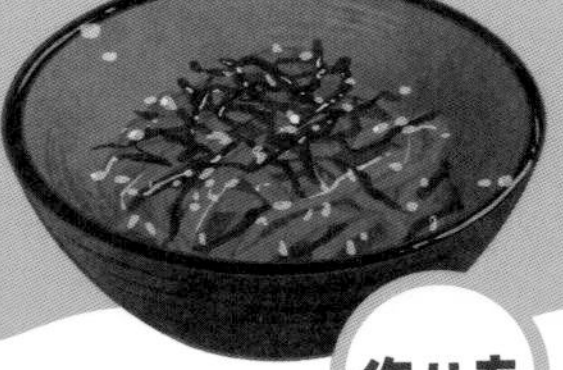

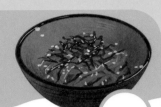

材料
（1人前）

ピーマン…2個
しょうが…1/2かけ
塩昆布…2.5g
ごま油…小1/2
白ごま…大1/2
塩…少々

作り方

1. ピーマンは細切りに、しょうがは千切りにする。
2. フライパンにごま油をひき、しょうがを入れて弱火で炒める。
3. しょうがの香りが立ったら、ピーマンを入れ、中火で2 ～ 3分炒める。
4. 塩昆布と白ごまを入れて、さっと炒める。
5. 最後に塩で味を調えて完成。

胃腸を元気にしたい時に

にんじんのパンケーキ

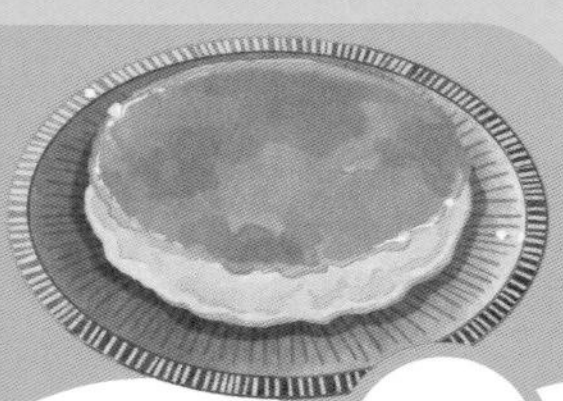

材料
（1人前）

にんじん…100g
☆米粉（小麦粉でも可）…100g
☆ベーキングパウダー…小1
卵…1個
きび砂糖…10g
みりん…大1
牛乳（豆乳でも可）…50g
米油…適量
メープルシロップ
またははちみつ…適量

作り方

1. にんじんをすりおろしておく。
2. ボウルに卵を溶いてきび砂糖を加えたら、白っぽくなるまで混ぜる。
3. にんじんのすりおろし、牛乳、みりんを加え、よく混ぜる。
4. 3に☆をふるい入れ、粉っぽさがなくなるまで混ぜる。
5. フライパンに火をつけ、薄く油をひいて、4をお玉で丸く流し入れる。
6. 縁が焼けてきて生地に気泡が出てきたら、ひっくり返す。裏面も焼き色がつくまで焼く。
7. 1回焼いたら、その都度フライパンを濡れ布巾の上で冷ます。
8. 残りの生地も同様に焼いていく。
9. お皿に盛り、メープルシロップまたははちみつをかけたら完成。

※はちみつは1歳未満の乳児には与えないでください。

6話

積極的に食べたい食材は？

胃腸を元気にするには

- かぼちゃ
- さつまいも
- とうもろこし
- きのこ類
- 米
- 豆類
- キャベツ
- やまいも
- 鶏肉
- カリフラワー
- 白菜
- サバ
- カツオ
- ナツメ

水はけを良くするには

- はと麦
- 黒豆
- 小豆
- 緑豆もやし
- とうもろこし
- とうもろこしのひげ茶
- 冬瓜
- きゅうり
- アサリ
- スナップエンドウ
- かぶ
- たけのこ
- 昆布
- ワカメ

生活養生のポイント

1. 水分の摂りすぎに注意
2. 肥《ひ》甘《かん》厚《こう》味《み》（脂っこい、甘い、こってりした味付けの濃い食べ物）、冷たい物は控えめに
3. 疲れを溜めないよう、規則正しい生活で自律神経を整える

オススメのツボ 内関（ないかん）

場所

手首の内側のしわの中央から指3本分、ひじに向かったところ

押し方

深呼吸でふーっと息を吐きながらゆっくり押し、息を吸いながらゆっくり離す。
これを5～10回程度繰り返す。

第7話 頭痛編 ～大切な誰かに～

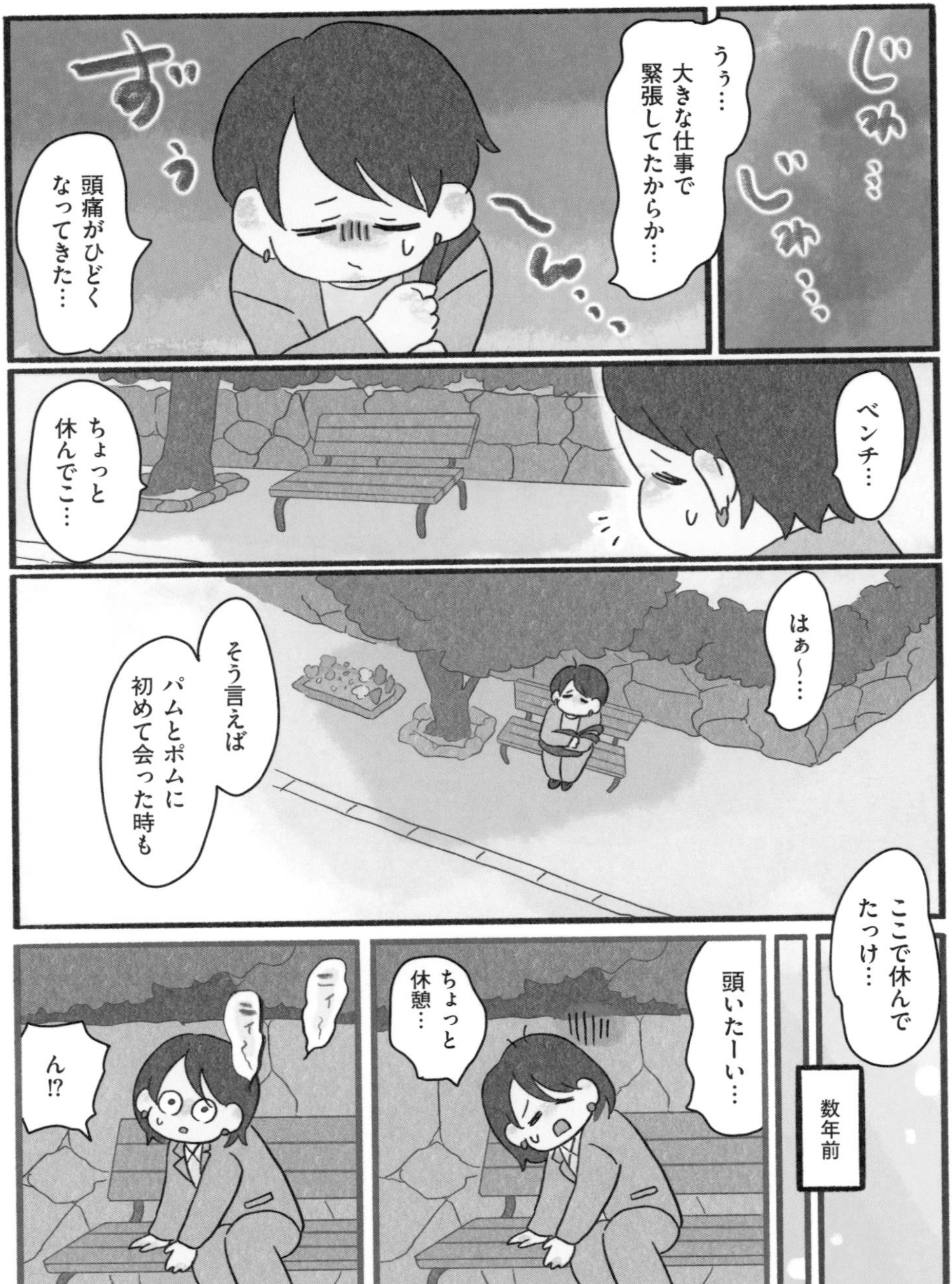
じわ…
じわ…
うぅ…
大きな仕事で緊張してたからか…
ずぅ～ん…
頭痛がひどくなってきた…
ベンチ…
ちょっと休んでこ…
はぁ～…
そう言えば
パムとポムに初めて会った時も
ここで休んでたっけ…
数年前
頭いたーい…
ちょっと休憩…
ニィ～
ニィ～
ん!?

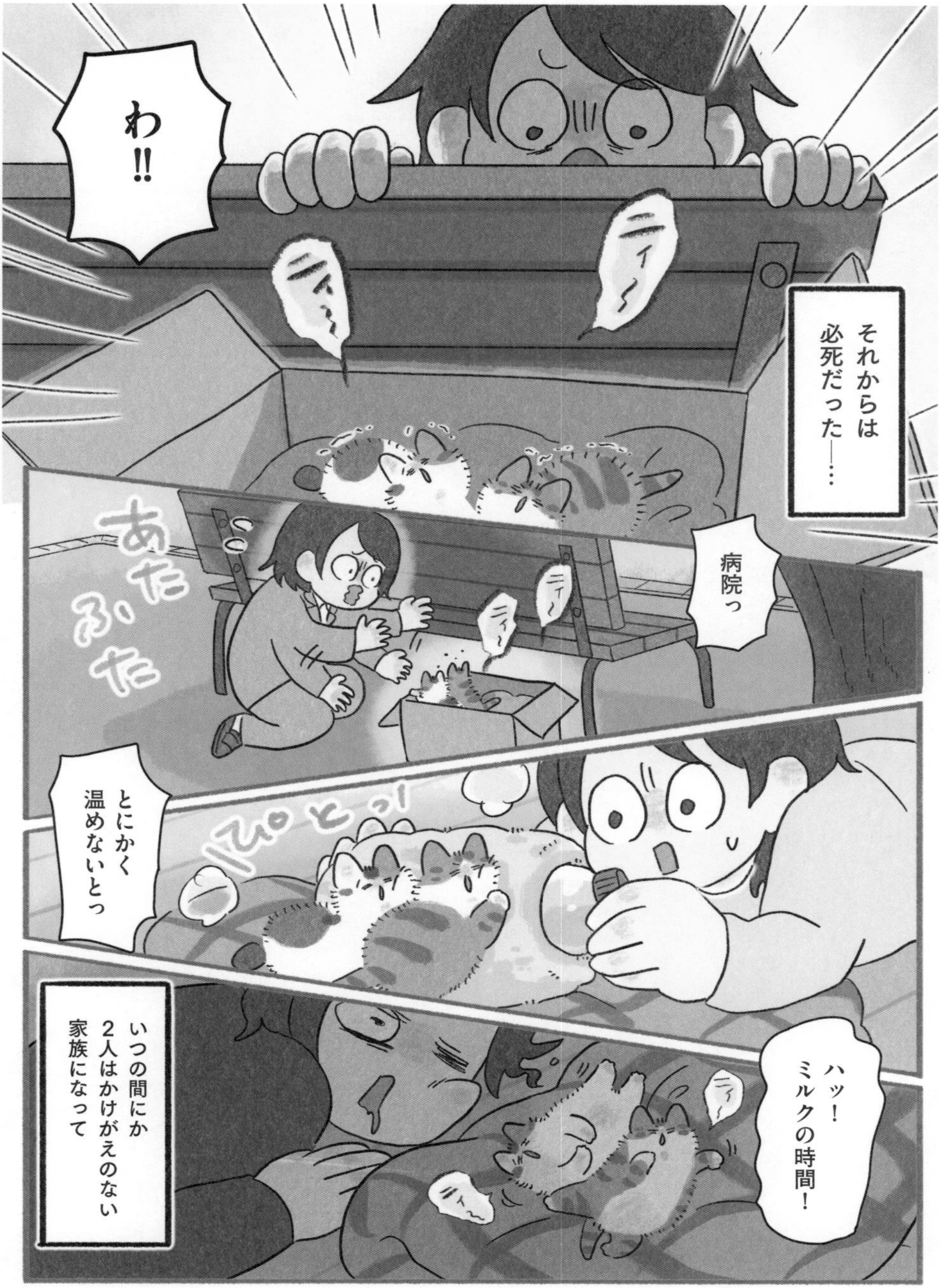
わ!!
それからは必死だった――…
病院っ
あたふた
とにかく温めないとっ
ハッ!ミルクの時間!
いつの間にか2人はかけがえのない家族になって

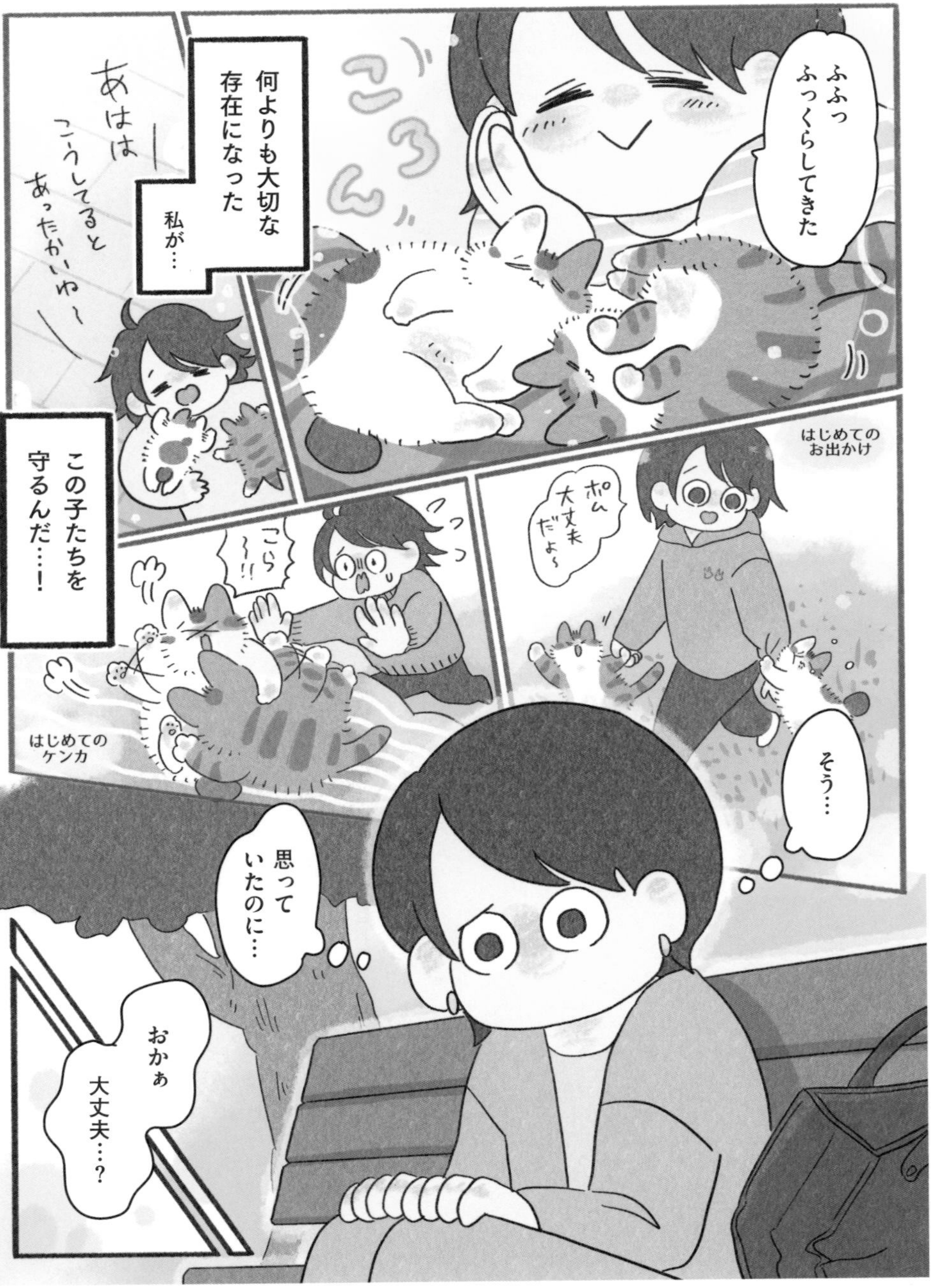
ふふっ
ふっくらしてきた
ころん
何よりも大切な
存在になった
私が…
あはは
こうしてると
あったかいね〜
この子たちを
守るんだ…!
はじめての
お出かけ
ポム
大丈夫
だよ〜
こら
〜!!
はじめての
ケンカ
そう…
思って
いたのに…
おかぁ
大丈夫…?

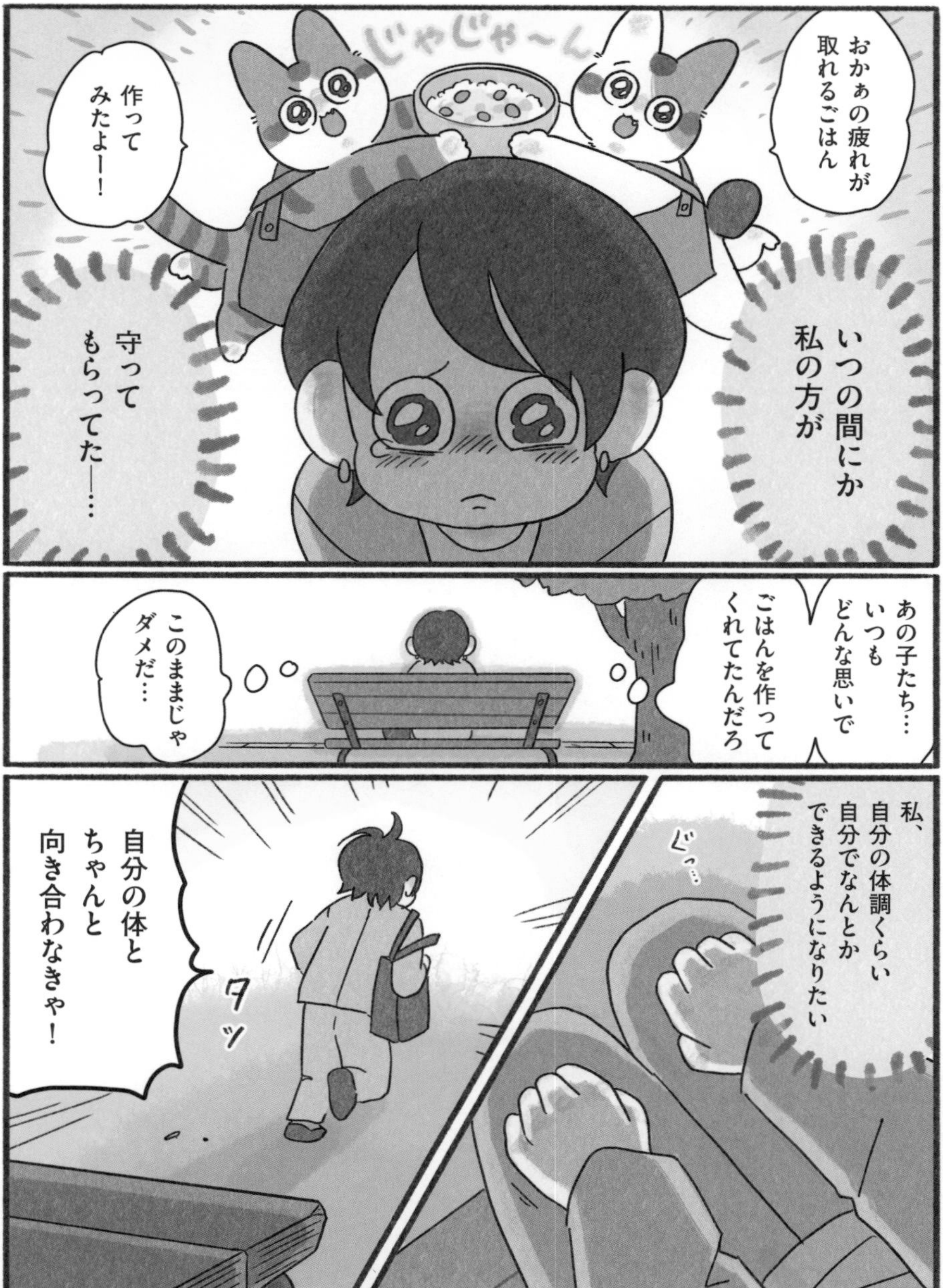
おかぁの疲れが取れるごはん
じゃじゃ〜ん
作ってみたよー！
いつの間にか私の方が
守ってもらってた――…
あの子たち…いつもどんな思いでごはんを作ってくれてたんだろ
このままじゃダメだ…
私、自分の体調くらい自分でなんとかできるようになりたい
ぐっ…
自分の体とちゃんと向き合わなきゃ！
ダッ

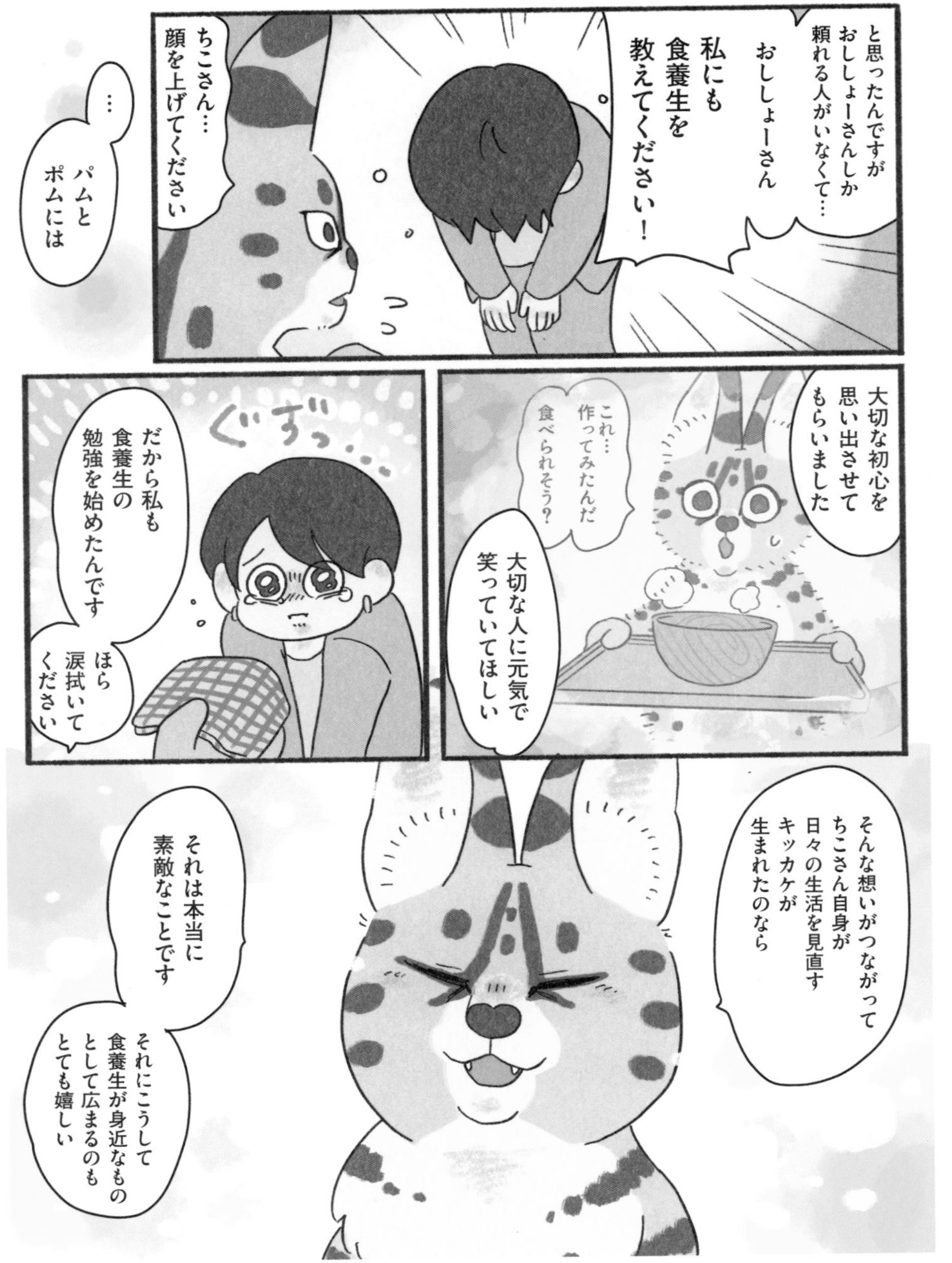

と思ったんですが
おししょーさんしか
頼れる人がいなくて…
おししょーさん
私にも
食養生を
教えてください！
ちこさん…
顔を上げてください
…
パムと
ポムには
大切な初心を
思い出させて
もらいました
これ…
作ってみたんだ
食べられそう？
大切な人に元気で
笑っていてほしい
ぐずっ…
だから私も
食養生の
勉強を始めたんです
ほら
涙拭いて
ください
そんな想いがつながって
ちこさん自身が
日々の生活を見直す
キッカケが
生まれたのなら
それは本当に
素敵なことです
それにこうして
食養生が身近なもの
として広まるのも
とても嬉しい

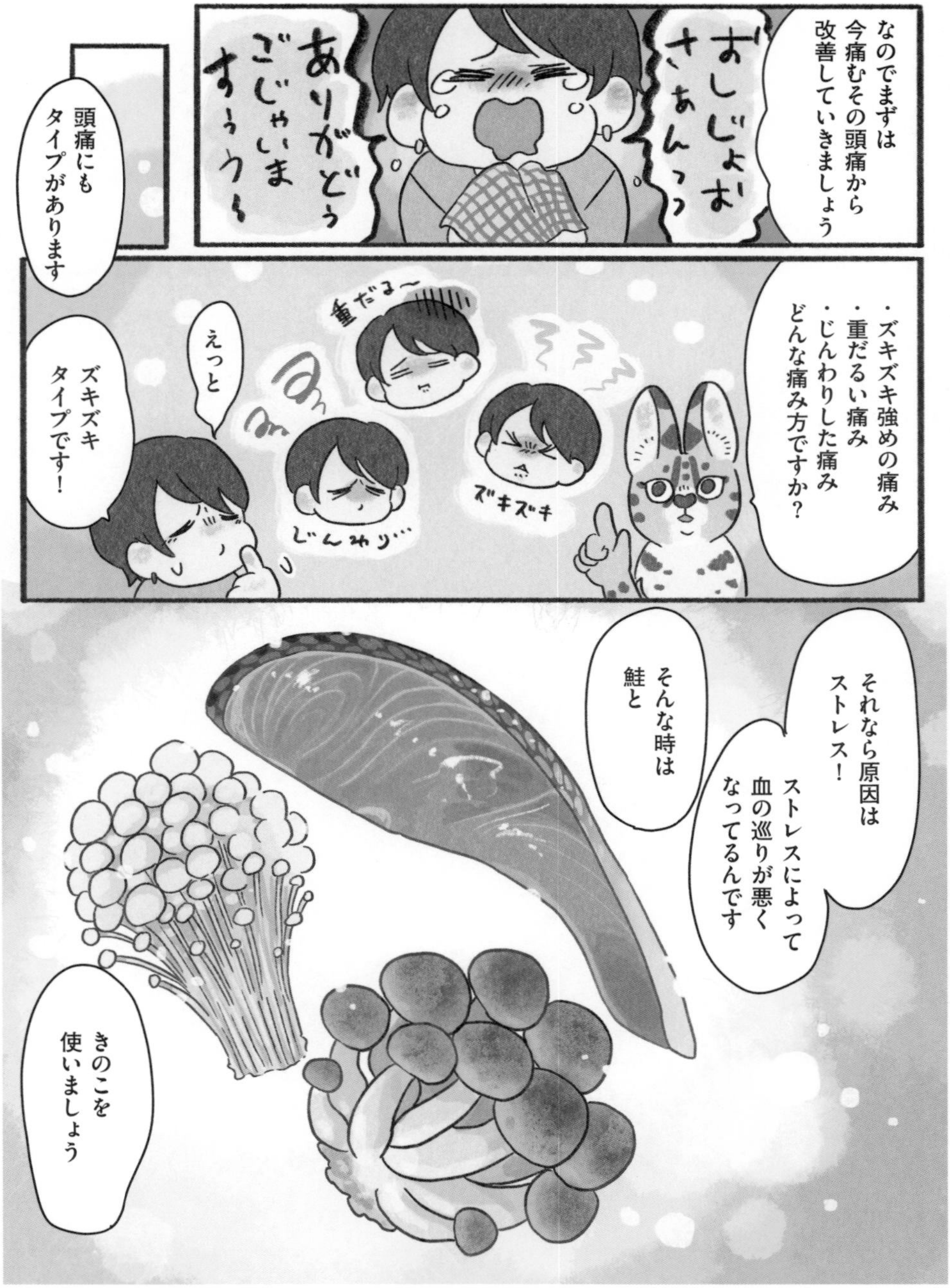
なのでまずは今痛むその頭痛から改善していきましょう
おじょおさぁんっっ
ありがどぅごじゃいますぅぅぅ～
頭痛にもタイプがあります
・ズキズキ強めの痛み
・重だるい痛み
・じんわりした痛み
どんな痛み方ですか？
重だる～
ズキズキ
じんわり…
えっと
ズキズキタイプです！
それなら原因はストレス！
ストレスによって血の巡りが悪くなってるんです
そんな時は鮭と
きのこを使いましょう

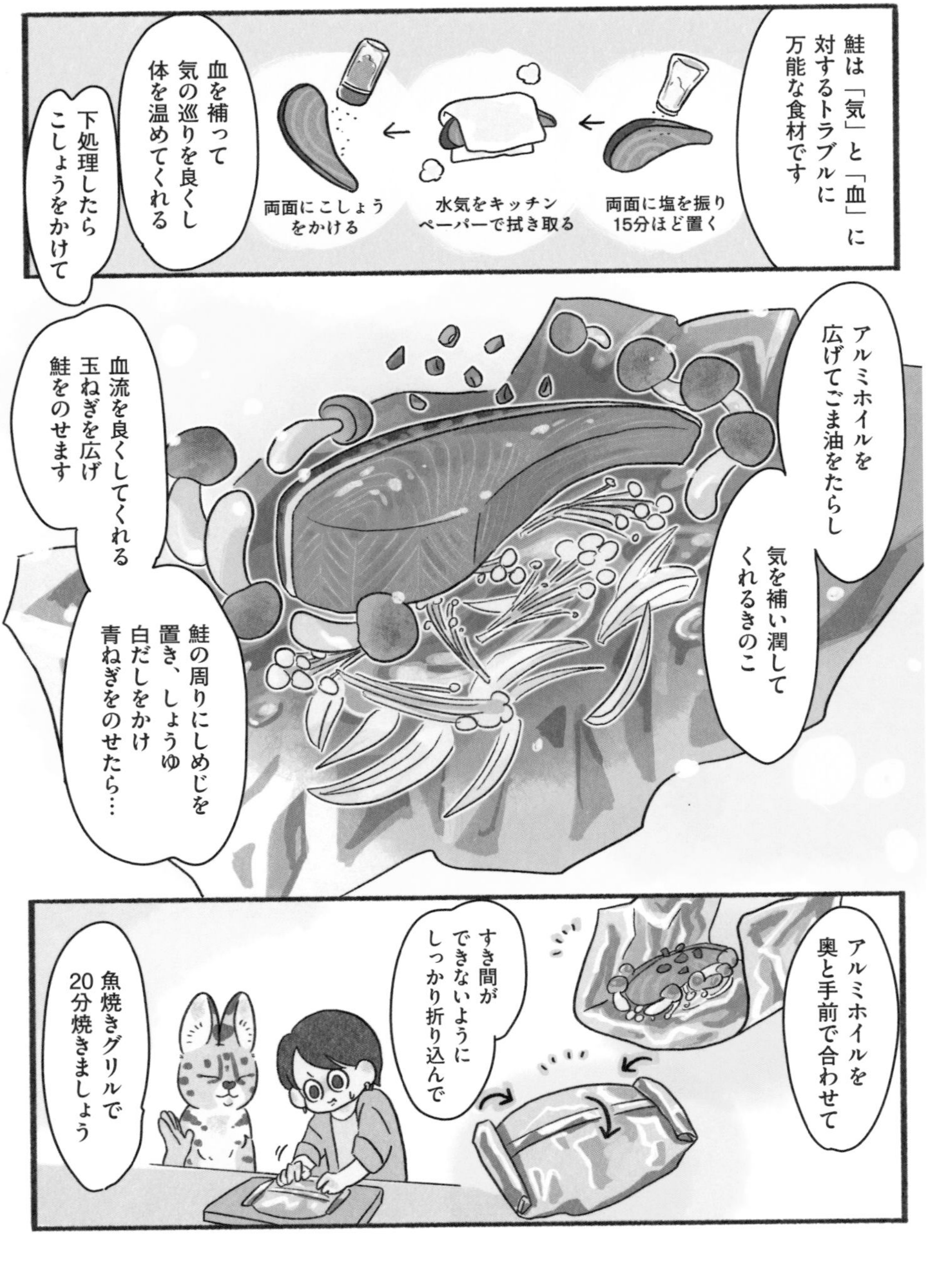
鮭は「気」と「血」に対するトラブルに万能な食材です
両面に塩を振り15分ほど置く
水気をキッチンペーパーで拭き取る
両面にこしょうをかける
血を補って気の巡りを良くし体を温めてくれる
下処理したらこしょうをかけて
アルミホイルを広げてごま油をたらし
気を補い潤してくれるきのこ
血流を良くしてくれる玉ねぎを広げ鮭をのせます
鮭の周りにしめじを置き、しょうゆ白だしをかけ青ねぎをのせたら…
アルミホイルを奥と手前で合わせて
すき間ができないようにしっかり折り込んで
魚焼きグリルで20分焼きましょう

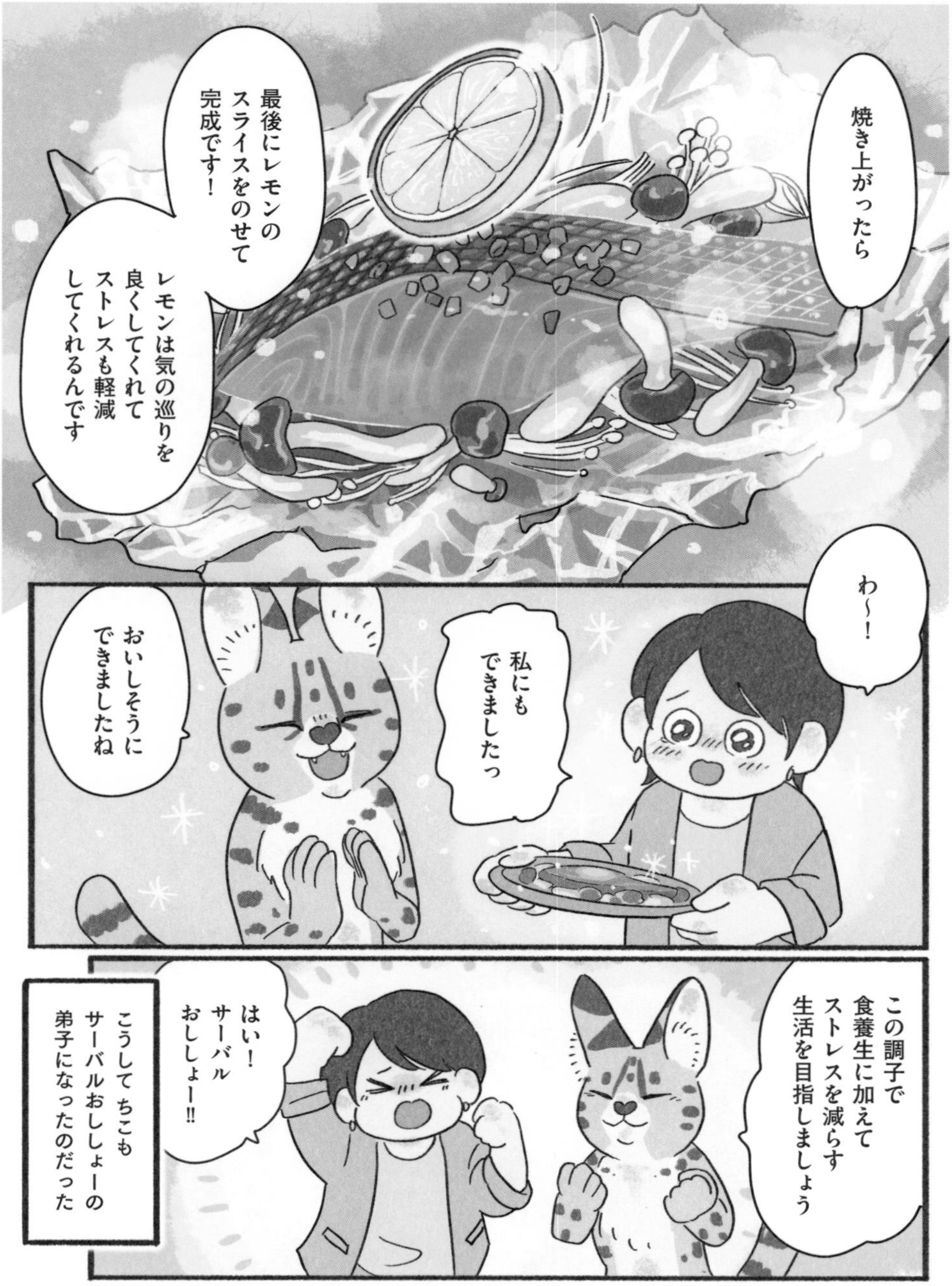
焼き上がったら
最後にレモンのスライスをのせて完成です！
レモンは気の巡りを良くしてくれてストレスも軽減してくれるんです
わ～！
私にもできましたっ
おいしそうにできましたね
この調子で食養生に加えてストレスを減らす生活を目指しましょう
はい！サーバルおししょー!!
こうしてちこもサーバルおししょーの弟子になったのだった

頭だけの問題じゃない？ つらい頭痛のお話

頭痛には一時的で軽い痛みのものから、継続的なもの、耐えがたい痛みのものなどさまざまなタイプがあります。

東洋医学では頭痛の主な原因を「不通則痛《ふつうそくつう》」によるものと考えます。これは、体内に詰まり（滞り）が発生して気や血の流れが悪くなり、痛みの症状が発生するということ。気や血の停滞によるドロドロ血、水分代謝の低下、そしてストレスなどが頭痛を引き起こすんですね。

また、脳にとって大切な陽気（ようき…身体を温めるエネルギー源）や血（栄養素）などの材料が不足することでも頭痛は引き起こされます。こうした痛みの原因を「不栄則痛《ふえいそくつう》」と言います。

漫画のちこさんは、慢性的なストレスが続いたことで気の巡りが悪くなり、さらにデスクワークが多いことから運動不足で血の巡りも悪いようです。これは

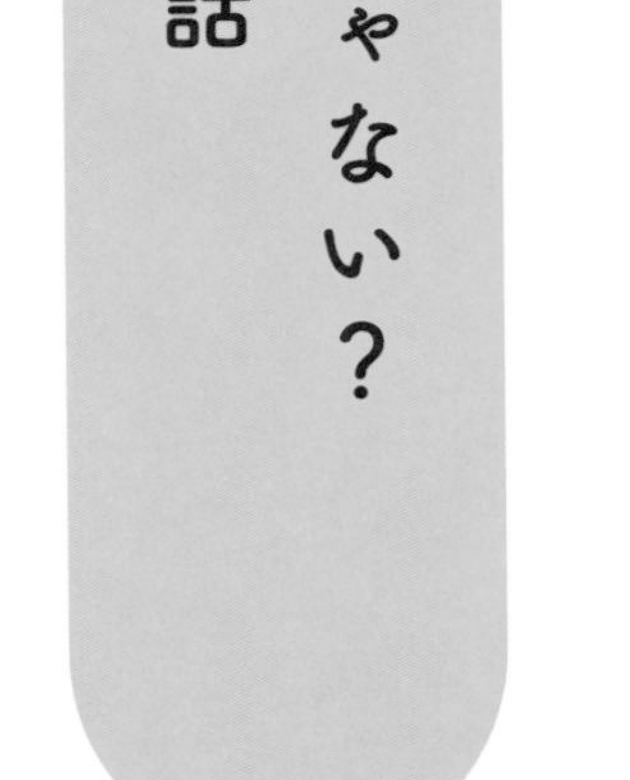

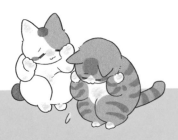

現代人によくあるタイプなので、思い当たる人が多いのではないでしょうか。

ストレスが多く「気の巡りが悪い人」は、頭痛のほかにも、イライラしやすい、肩こり、耳鳴り、脇や胸が張りやすい、便秘、ため息やげっぷ、ガスが多い、PMS（月経前症候群）がきつい、などの症状が同時に見られます。

また血の巡りが悪い「瘀血」の人は、頭痛のほかに頭が重い、顔色が暗い、手足がしびれやすい、舌の色が暗い、肩こり、肌がくすむ、シミ・ソバカスが気になる、生理痛が強い、経血に塊が混じるなどの症状が一緒に見られます。

さらに、睡眠不足や慢性疲労などによる気血不足からも頭痛が引き起こされます。普段からめまい、立ちくらみ、冷え、不眠、不安感、疲れやすい、息切れなどを感じる人は注意しましょう。

大切なのは、頭痛は頭だけの問題ではなく、体全体の不調と考えて対処すること。頭痛を引き起こす原因は、普段の日常生活の中に潜んでいます。慢性的な頭痛に悩んでいる人は、遠回りのように見えても、体全体の健康を保つことが結果的に頭痛予防になるのです。

※我慢できないほどの激痛や日を追うごとにじわじわ痛みが強くなったりする場合には、大きな病気が潜んでいることもあるので、すぐに病院で検査を受けてください。

おししょーの一言

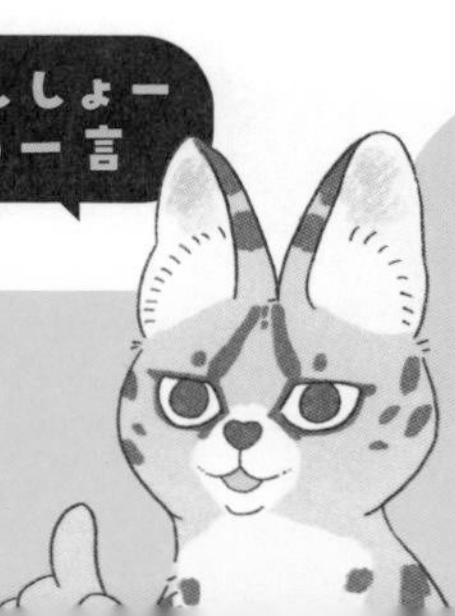

偏頭痛にはこめかみのやや目尻寄りのくぼみを、後頭部の痛みには首の付根、後頭骨の下のくぼみを、頭頂部の痛みには左右の耳の上から結んだ線の中央を5～10回程度押すと、痛みが緩和するよ。

つらい頭痛に効くレシピ

慢性疲労・血の巡り・気の巡り改善に

鮭ときのこのホイル蒸し

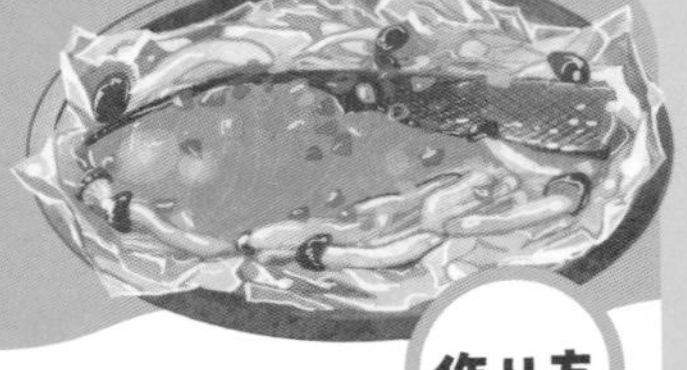

材料
（1人前）

鮭…1切れ
玉ねぎ…1/4個
えのき…50g
しめじ…50g
青ねぎ…適量
しょうゆ…小1
白だし…小1
レモン（薄切り）…1切れ
ごま油…小1~2
塩…1~2つまみ
こしょう…少々

作り方

1. 鮭の両面に塩を軽く振って15分ほど置き、出てきた水気をキッチンペーパーで拭きとる。その後、両面にこしょうを振る。
2. アルミホイルにごま油をぬり、薄切りにした玉ねぎとほぐしたえのきをアルミホイルの中心に広げる。
3. 鮭をえのきの上にのせ、鮭の周りにほぐしたしめじを置いていく。
4. しょうゆ、白だしをまんべんなくかけたら、青ねぎを適量のせる。
5. アルミホイルの奥と手前を具材の真上で合わせて、2回折り込み、両端はぐるぐると巻く。
6. 魚焼きグリルで弱火～中火くらいで20分。トースターだと15分ほど焼く。
7. アルミホイルをあけ、鮭の上にレモンをのせるか絞って完成。

血の巡り改善に

セロリとイカの塩麹炒め

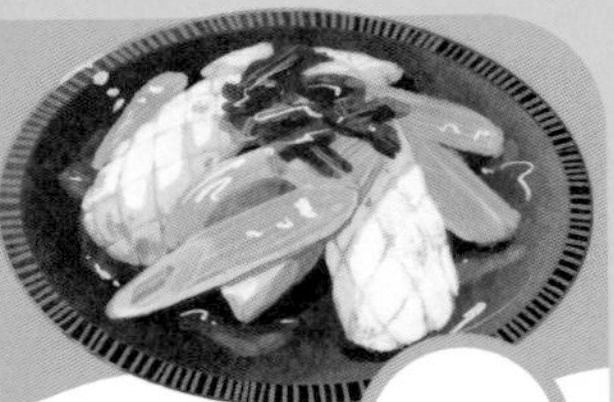

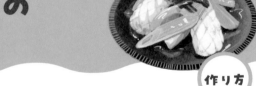

材料
（1人前）

セロリ…1本（100gくらい）
イカ（柵）…100g
にんにく…1かけ
☆塩…ひとつまみ
☆酒…大1/2
油…大1/2
○片栗粉…小1/2
○塩麹…小1
○水…25ml

作り方

1. イカの皮目に格子状に切りこみを入れ、少し大きめの一口大にカットする。
2. 1をボウルに入れ、☆を加え、よくなじませておく。
3. セロリは目立つ筋は取り除き、茎を斜めに削ぎ切り、葉はざく切りにする。
4. フライパンに油、潰したにんにくを入れ火にかける。
5. にんにくの香りが立ってきたら、セロリの茎を入れ強火でさっと炒める。
6. イカを入れ、イカの表面が白くなったら、セロリの葉、しっかりと混ぜた○を加えてさっと炒める。
7. 全体にとろみがついたら完成。

- 計量単位は大1（大さじ1）＝約15ml / 約15g、小1（小さじ1）＝約5ml / 約5gです。
※材料によって違う場合があります。
- 火加減は目安です。家庭用コンロ、IHヒーターなど機種により火力が異なりますので、様子を見て調整してください。

気の巡り・慢性疲労改善に

れんこんと鶏肉の黒酢炒め

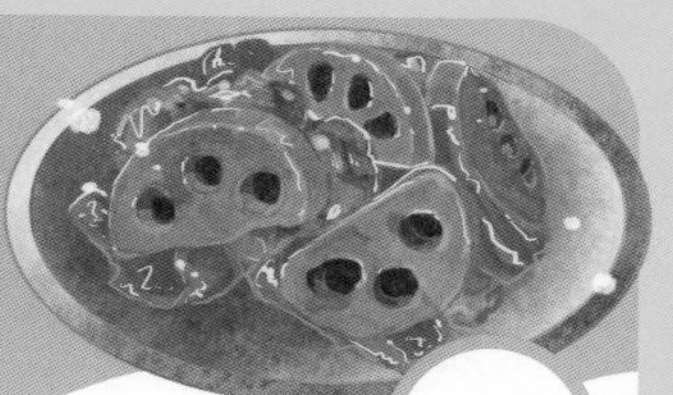

材料（1人前）

鶏もも肉…100g
れんこん…100g
ピーマン…1個
しょうが…5g
油…大1
塩・こしょう…適量
☆黒酢…大1と1/2
☆しょうゆ…小2
☆酒…小2
☆砂糖…小2
☆片栗粉…小1/2

作り方

1. れんこんは皮をむいて縦半分に切り、幅1cmに切る。
2. ピーマンは一口大に切る。しょうがはみじん切りにする。
3. 鶏肉は余分な脂身を取り除いて大きめの一口大に切り、塩・こしょうを振る。
4. フライパンに油を入れ中火で熱し、鶏肉を皮目を下にして入れる。
5. 空いているところにれんこんを加え、火を少し弱めて両面こんがりと焼き目がつくまで焼く。
6. 中火にし、ピーマンとしょうがを入れて2 ～ 3分炒める。
7. ☆をすべて混ぜ合わせてフライパンに加え、とろみがつき汁気が少なくなるまで煮からめる。

慢性疲労・冷え改善に

にんじんとクミンのポタージュ

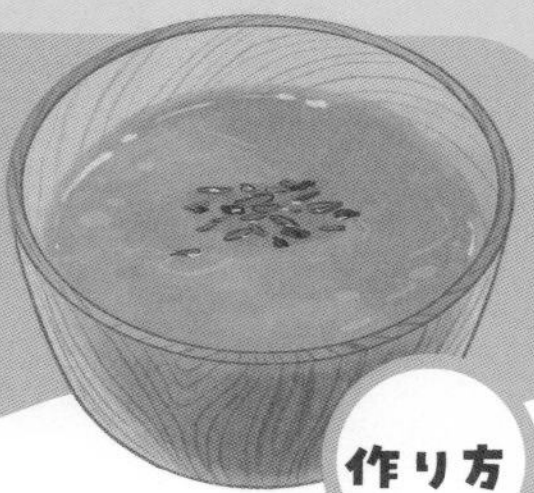

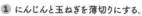

材料（2人前）

にんじん…150g
クミンシード…8g
玉ねぎ…100g
オリーブオイル…大1
水…300ml
牛乳…100ml
塩…小1
白味噌…大1
こしょう…少々

作り方

1. にんじんと玉ねぎを薄切りにする。
2. 鍋にオリーブオイルを入れて熱し、弱火でクミンシードを炒める。
3. クミンシードから香りが立ってきたら、玉ねぎを入れ、しんなりするまで炒める。
4. にんじんを入れて、オリーブオイルが全体に回るまで炒める。
5. 水を入れて弱めの中火でにんじんが柔らかくなるまで煮込む（だいたい30分くらい）。
6. 5をミキサーやブレンダーでなめらかになるまで撹拌する。
7. 鍋に戻し、牛乳を加え弱火で温める。
8. 塩、白味噌、こしょうを入れて味を調え完成。

気の巡り改善に

はちみつレモネードシロップ

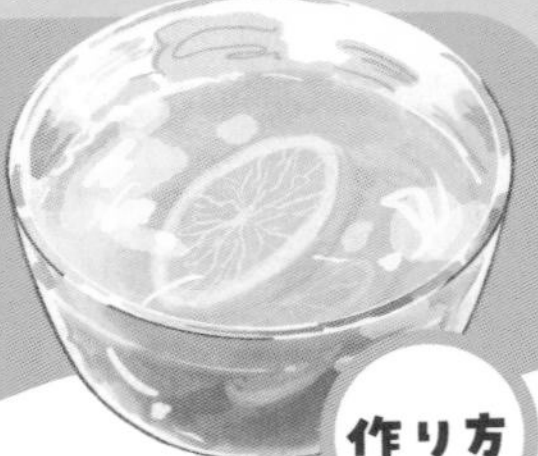

材料（1人前）

レモン…150g
（皮が気になる場合は取り除く）
きび砂糖…50g
はちみつ…30g

作り方

1. レモンをよく洗い、水気を拭き取り、ヘタを切り落とす。
2. レモンを5mmくらいの輪切りにし、種を取り除く。
3. 小鍋にレモン、きび砂糖、はちみつを入れて弱火で熱する。
4. きび砂糖が溶けたらシロップは完成（一晩おくとよりおいしくなる）。
5. お湯、水、炭酸、好きなお茶で割って完成。

※はちみつは1歳未満の乳児には与えないでください。
※お好みでお好きなスパイス、ハーブを入れて作るのも◎。

クールダウンに

緑茶ミントティー

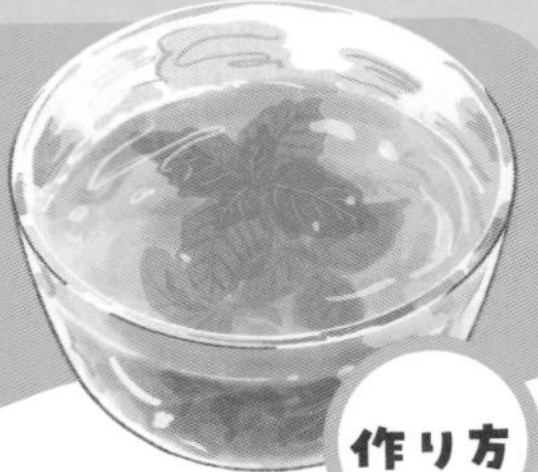

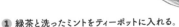

材料（1人前）

緑茶…3~4g
フレッシュミント…6g
お湯…200ml

作り方

1. 緑茶と洗ったミントをティーポットに入れる。
2. 沸騰したお湯を注ぎ、3分ほど蒸らして完成。

7話

積極的に食べたい食材は？

気の巡り対策には

- レモン
- グレープフルーツ
- セロリ
- ミント
- 緑茶
- ハーブティー
- 大葉（しそ）
- ピーマン
- すだち
- みかん
- クミン
- ディル

慢性疲労対策には

- ナツメ
- いちご
- 黒きくらげ
- レバー
- ほうれん草
- 小松菜
- 豆類
- りんご
- にんじん
- 牛乳
- 鶏肉
- 豚肉

血の巡り対策には

- イワシ
- サバ
- 玉ねぎ
- にんにく
- らっきょう
- 黒きくらげ
- 黒糖
- プルーン
- うなぎ
- 小松菜
- 鮭
- 納豆

生活養生のポイント

1. 頑張りすぎない。休みの日はしっかり休む！
2. 体を冷やさず、普段から散歩などで体を動かす習慣を
3. ストレスはこまめに発散する

オススメのツボ ― 合谷（ごうこく）

場所
手の甲、人差し指の骨のキワ

押し方
イタ気持ちいいぐらいの強さで、呼吸に合わせてフーッと息を吐きながら押し、吸いながらゆっくり離していく。

第8話 エイジングケア編 〜変化〜

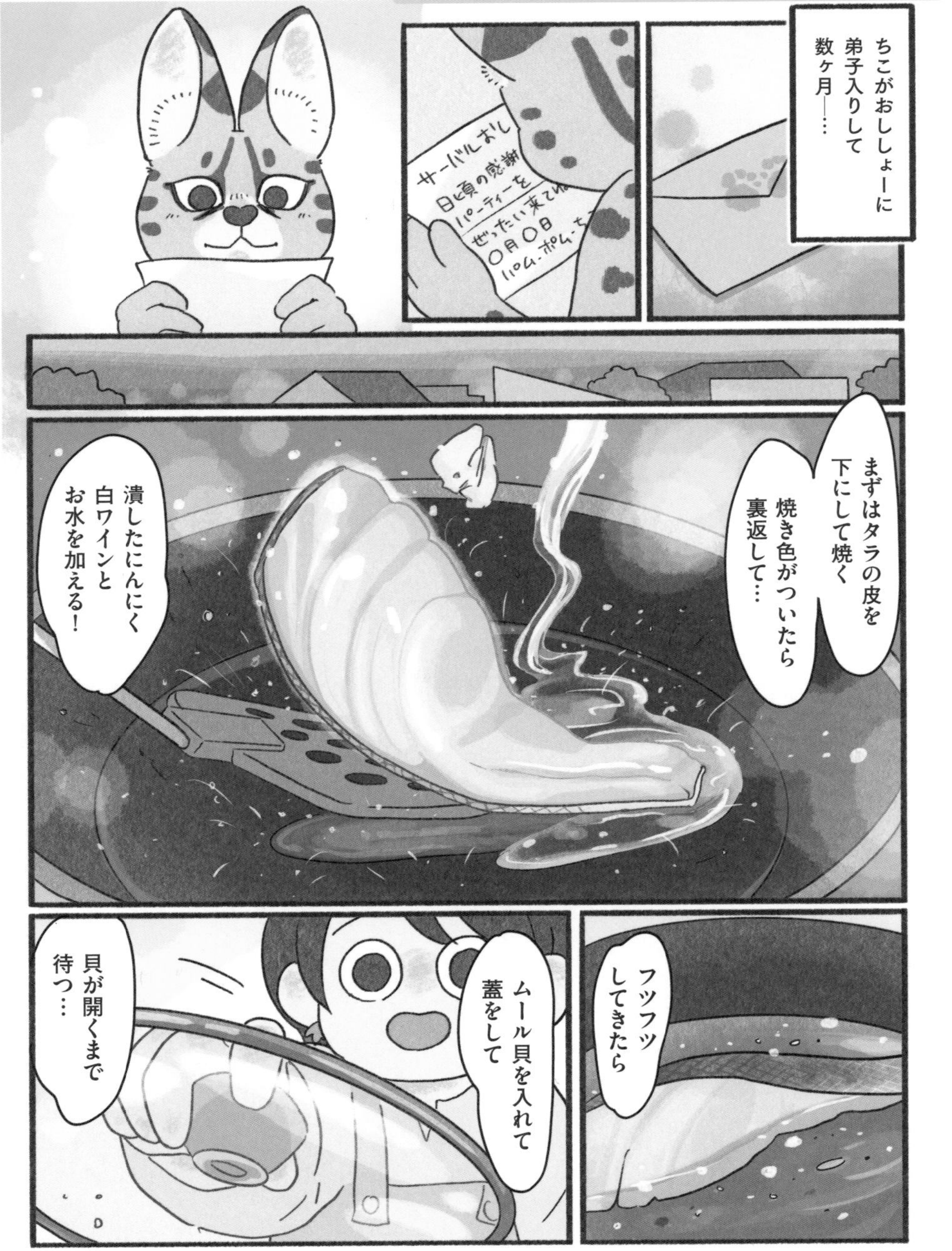
ちこがおししょーに弟子入りして数ヶ月――…
サーバルおし
日頃の感謝
パーティーを
ぜったい来てね
○月○日
まずはタラの皮を下にして焼く
焼き色がついたら裏返して…
潰したにんにく白ワインとお水を加える！
フツフツしてきたら
ムール貝を入れて蓋をして
貝が開くまで待つ…

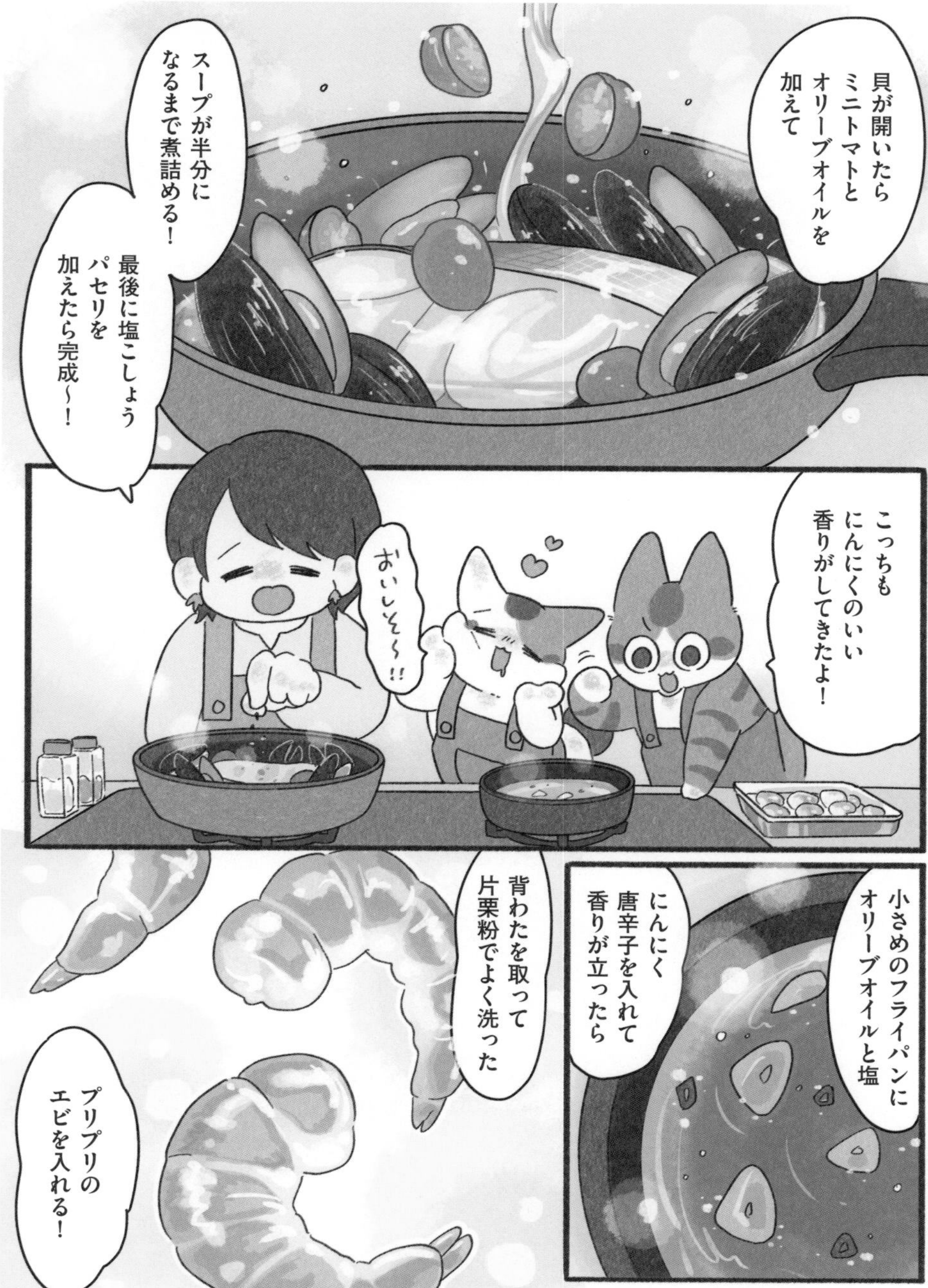
貝が開いたら
ミニトマトと
オリーブオイルを
加えて
スープが半分に
なるまで煮詰める！
最後に塩こしょう
パセリを
加えたら完成〜！
こっちも
にんにくのいい
香りがしてきたよ！
おいしそ〜!!
小さめのフライパンに
オリーブオイルと塩
にんにく
唐辛子を入れて
香りが立ったら
背わたを取って
片栗粉でよく洗った
プリプリの
エビを入れる！

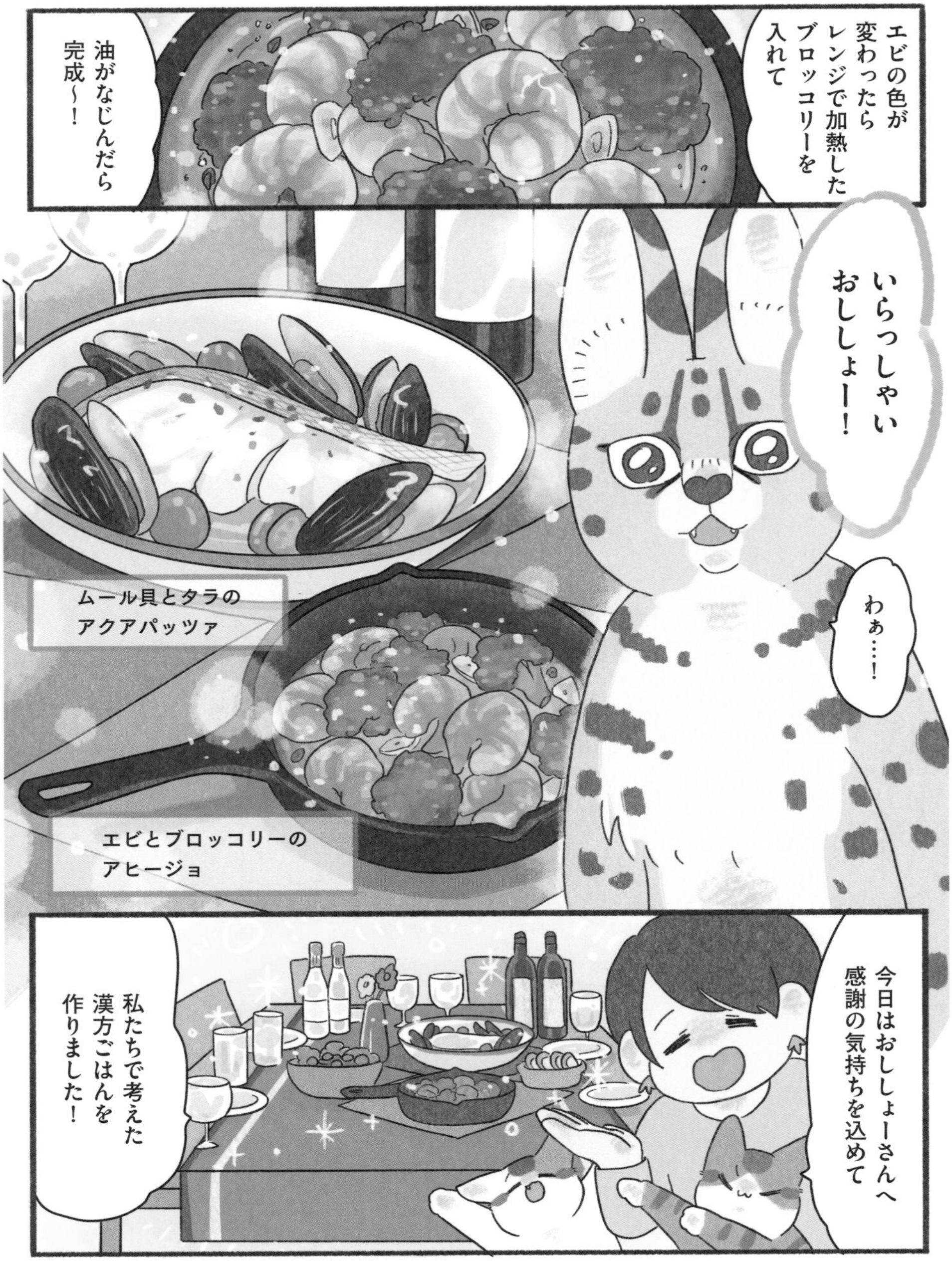
エビの色が変わったらレンジで加熱したブロッコリーを入れて
油がなじんだら完成〜！
いらっしゃいおししょー！
わぁ…！
ムール貝とタラのアクアパッツァ
エビとブロッコリーのアヒージョ
今日はおししょーさんへ感謝の気持ちを込めて
私たちで考えた漢方ごはんを作りました！

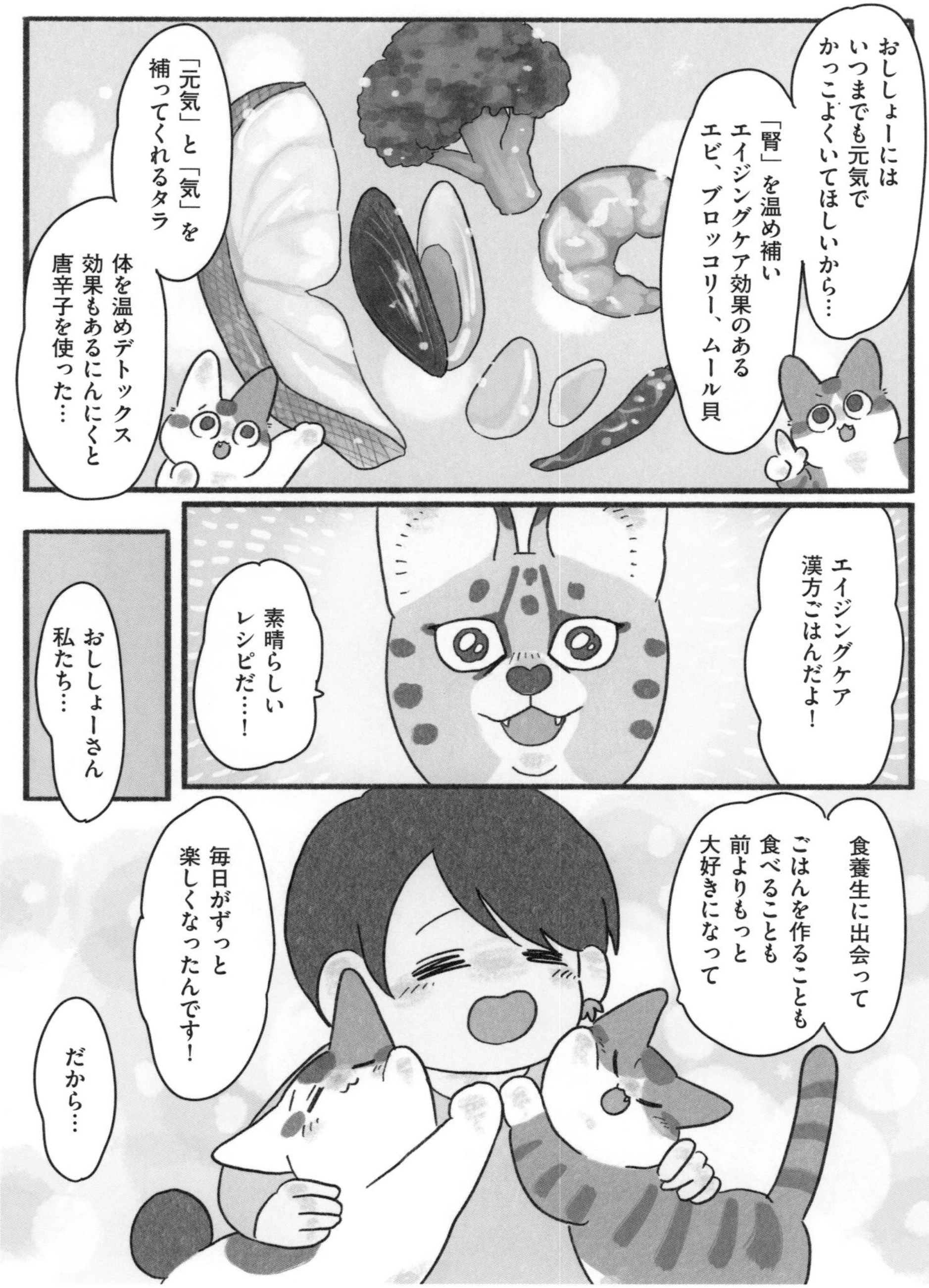
おししょーには
いつまでも元気で
かっこよくいてほしいから…
「腎」を温め補い
エイジングケア効果のある
エビ、ブロッコリー、ムール貝
「元気」と「気」を
補ってくれるタラ
体を温めデトックス
効果もあるにんにくと
唐辛子を使った…
エイジングケア
漢方ごはんだよ！
素晴らしい
レシピだ…！
おししょーさん
私たち…
食養生に出会って
ごはんを作ることも
食べることも
前よりもっと
大好きになって
毎日がずっと
楽しくなったんです！
だから…

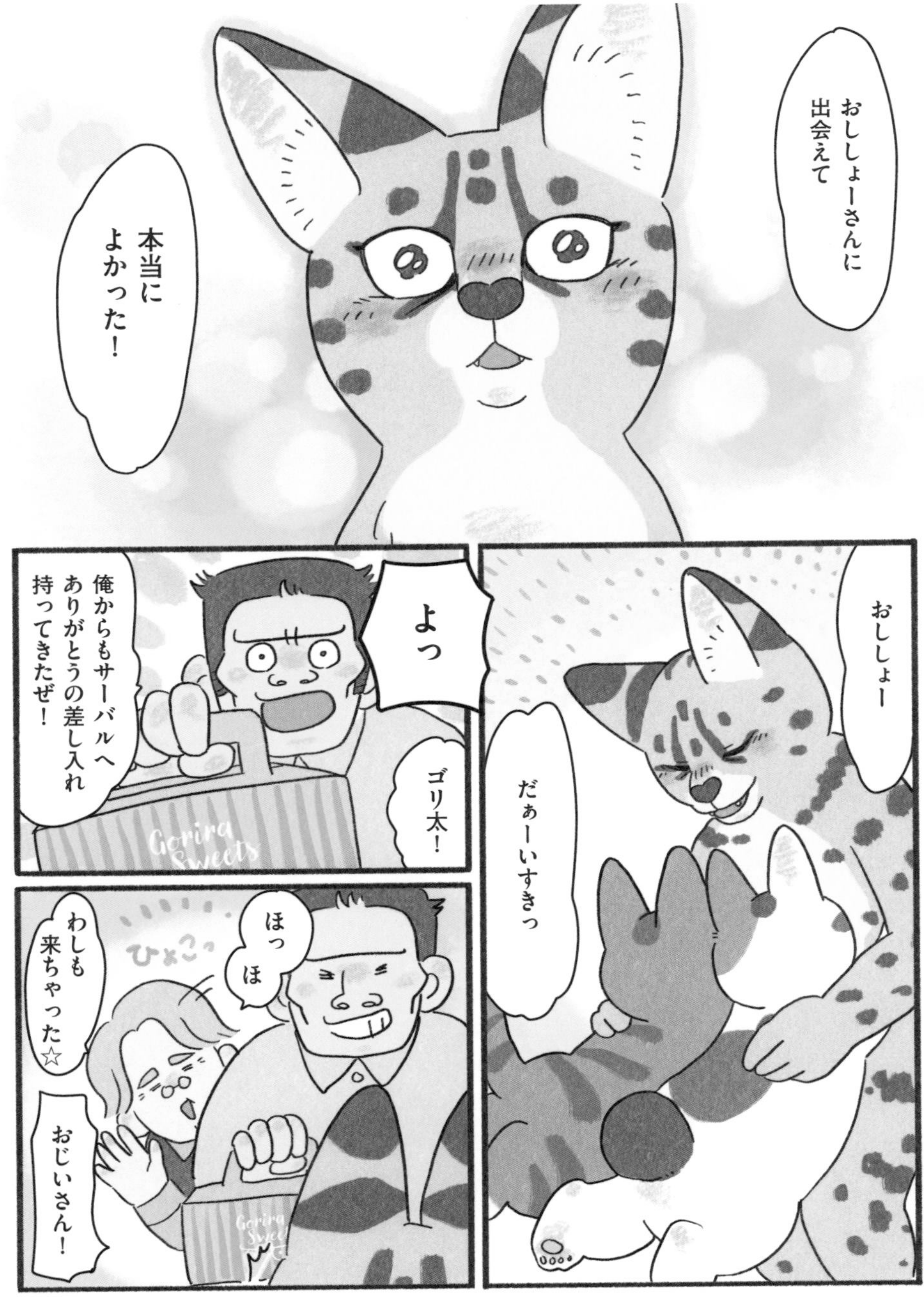
おししょーさんに
出会えて
本当に
よかった！
おししょー
だぁーいすきっ
よっ
俺からもサーバルへ
ありがとうの差し入れ
持ってきたぜ！
ゴリ太！
Gorira Sweets
ほっ
ほ
わしも
来ちゃった☆
ひょこっ
おじいさん！

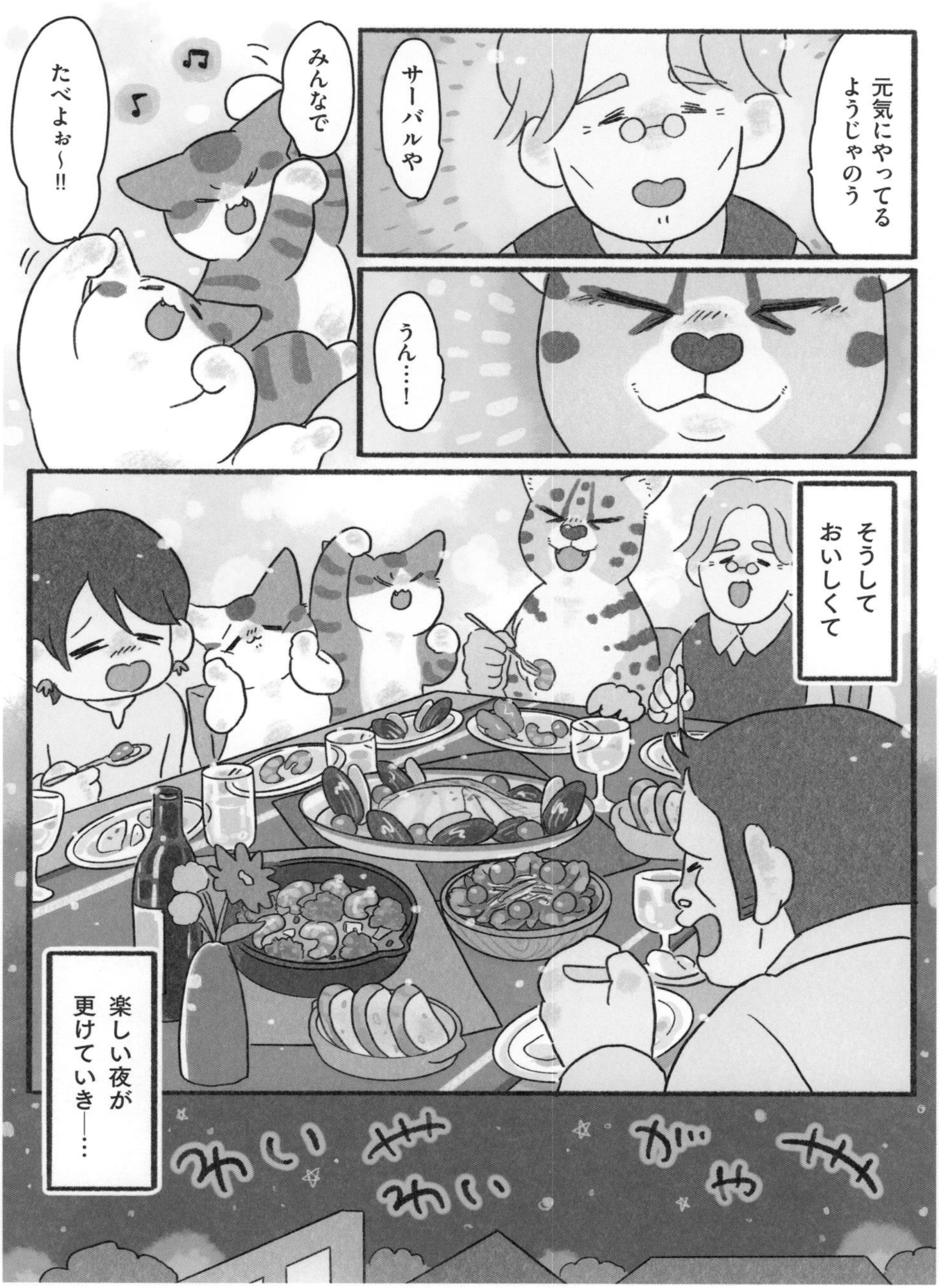
元気にやってる
ようじゃのう
サーバルや
うん…！
みんなで
たべよぉ～!!
そうして
おいしくて
楽しい夜が
更けていき――…
わい
わい
わい
わい
がや
がや

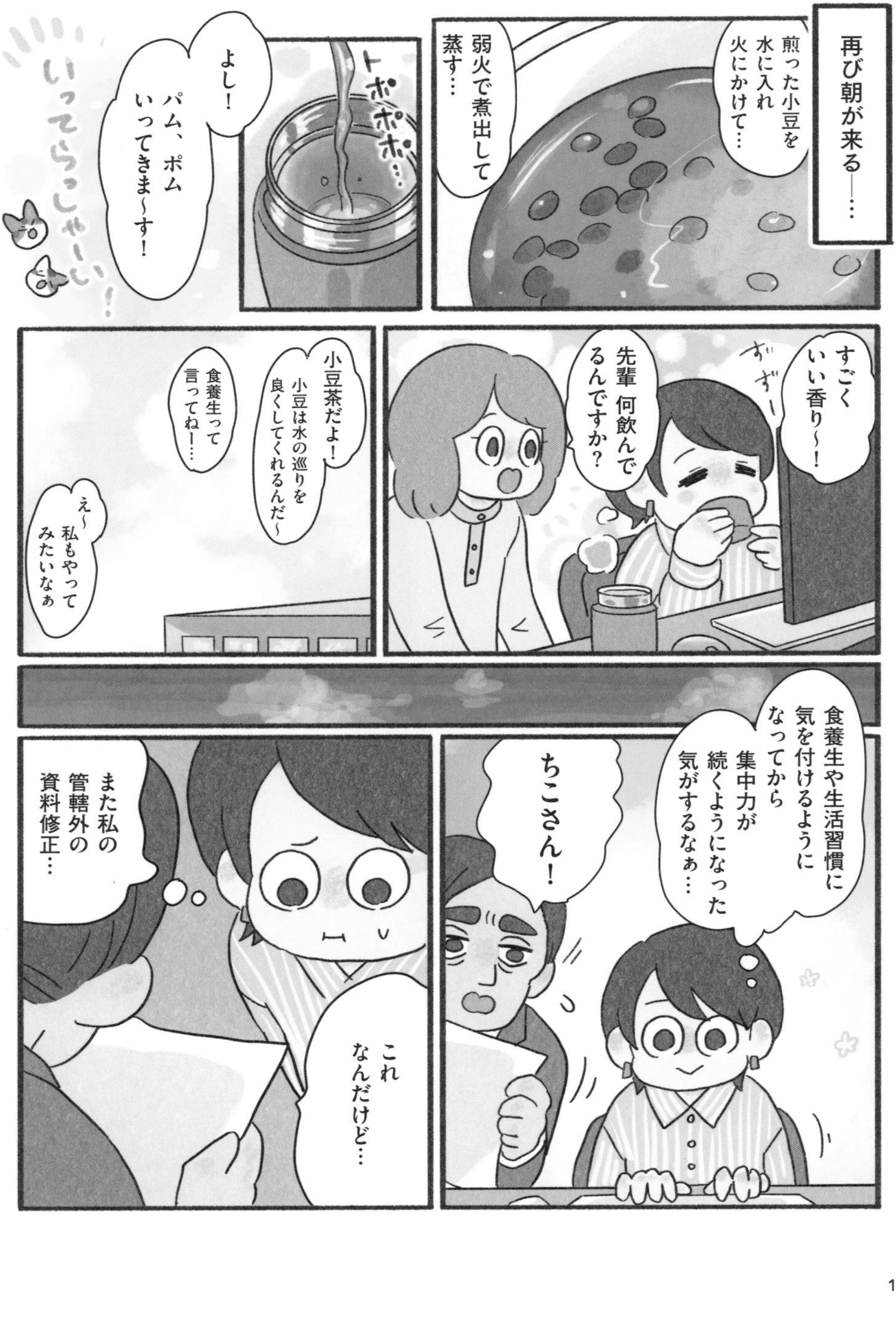
再び朝が来る――……

煎った小豆を水に入れ火にかけて…

弱火で煮出して蒸す…

トポポポ…

よし!

パム、ポム いってきま~す!

いってらっしゃ~い!

すごくいい香り~!

先輩 何飲んでるんですか?

小豆茶だよ!

小豆は水の巡りを良くしてくれるんだ~

食養生って言ってね!…

え~ 私もやってみたいなぁ
食養生や生活習慣に気を付けるようになってから集中力が続くようになった気がするなぁ…

ちこさん!

これなんだけど…

また私の管轄外の資料修正…

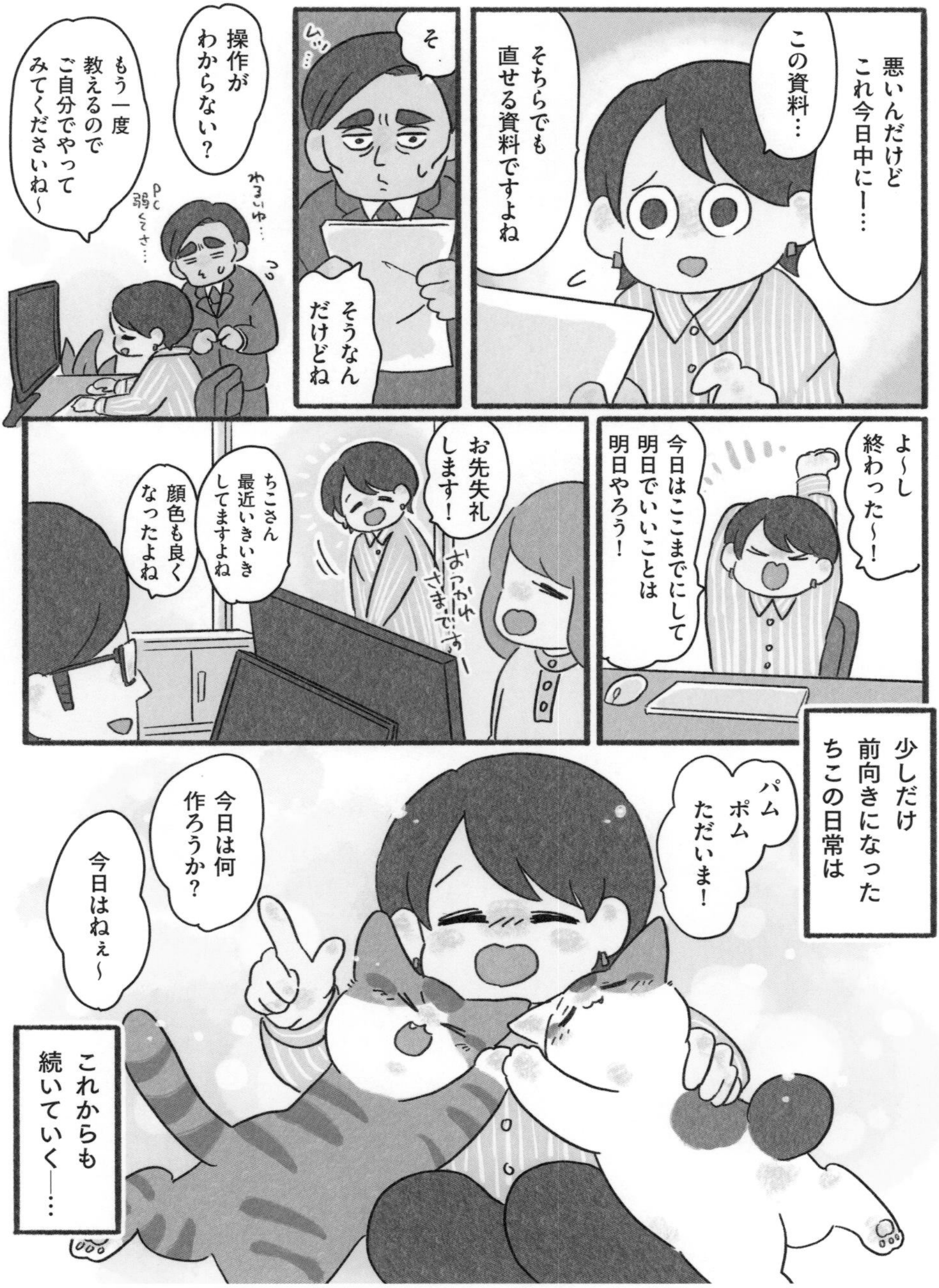

悪いんだけど
これ今日中に!…
この資料…
そちらでも直せる資料ですよね
そ。
ムッ…
そうなんだけどね
操作がわからない?
もう一度教えるのでご自分でやってみてくださいね〜
わるいね… PC弱くてさ…
よ〜し終わった〜!
今日はここまでにして明日でいいことは明日やろう!
お先失礼します!
おつかれさまです〜
ちこさん最近いきいきしてますよね
顔色も良くなったよね
少しだけ前向きになったちこの日常は
パムポムただいま!
今日は何作ろうか?
今日はねぇ〜
これからも続いていく——…

加齢に負けない！体の中から若々しくなる話

同じ年齢でも見た目が若く、元気でハツラツとしている人もいれば、お疲れ気味の人もいます。その差は一体何でしょうか？

若々しくいつまでも元気を保つためには「腎」が大きく関わってきます。腎といっても西洋医学の腎臓としての働きではなく、東洋医学では人の成長、発育、生殖、ホルモンなどとも関係し、生命力の源になるとても大切な臓腑だと考えています。

私たちはこの腎に、両親からもらった「精」という生命力のエネルギーを蓄え、日々それを消耗しながら生きているのです。ただ腎に蓄えられているこの精は限られており、増やすことはむずかしいとされていて、加齢や過労、生活や食事の不摂生などがたたると、速いスピードで減っていきます。

この腎が弱っている、腎の働きが低下していることを「腎虚《じんきょ》」と呼びます。そ

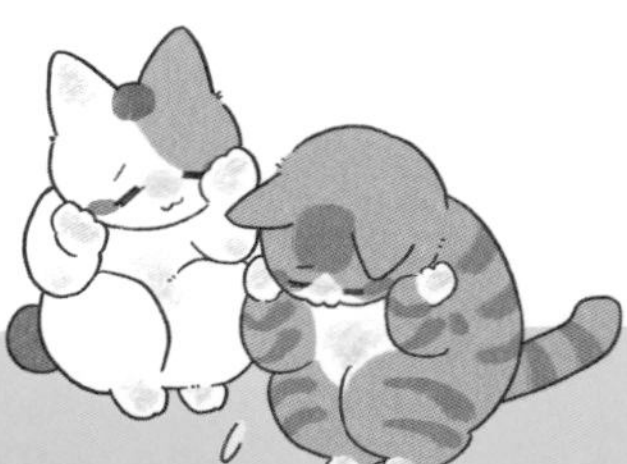

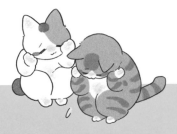

して腎虚を改善させることを「補腎《ほじん》」と言います。
ここで腎が弱っているかわかるサインのチェックリストをのせますね。

腎が弱っているサイン

□疲れやすく、根気が続かない
□白髪・脱毛が増えた
□腰痛、膝痛、足腰がだるい
□耳鳴り、耳の聞こえが悪い
□骨粗鬆症
□夜に何度もトイレに起きる、トイレが近い
□手足が冷えやすい、ほてりやすい
□物忘れが増えた
□人より老けて見られる

3つ以上当てはまる人は、腎がお疲れ気味かもしれません。ぜひ食養生を日々の生活に取り入れ、いつまでも元気で、若々しさを保ちましょう。

おししょーの一言

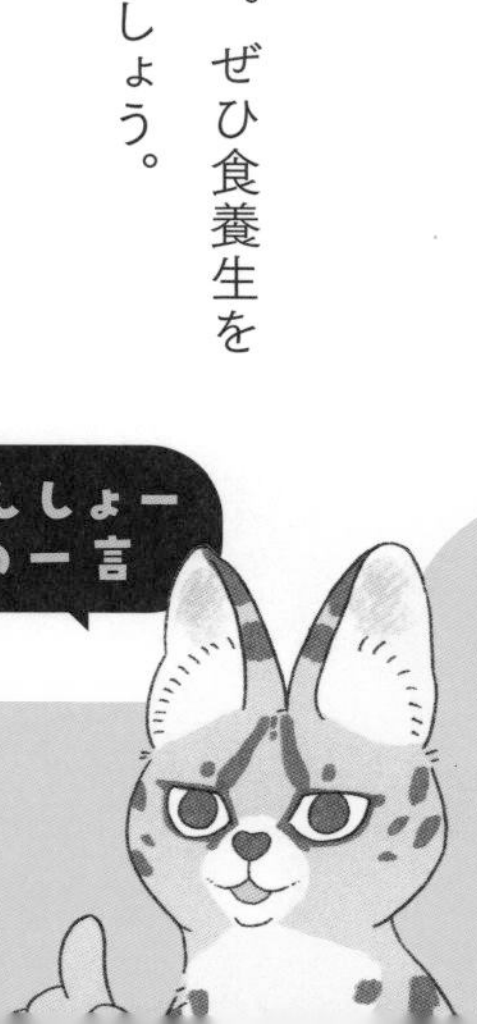

お化粧や日々のケアで外からの若さを保つことはできるかもしれないけど、不規則な生活や冷え、疲れやストレスなどを抱えていると、結局内側からどんどん老化が進むんだ。体の内側から元気に若返る食事と生活習慣を身につけよう。

エイジングケアに効くレシピ

補腎（エイジングケア）に

ムール貝とタラのアクアパッツァ

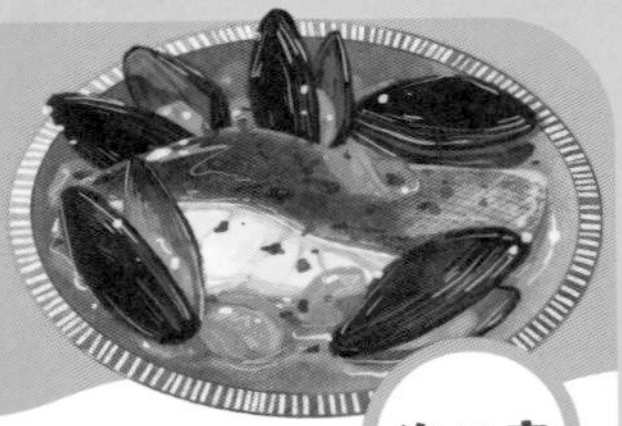

材料（1人前）

タラ…1切れ
ムール貝…6個
にんにく…1かけ
ミニトマト…6個
パセリ…適量
白ワイン…大2
水…100ml
オリーブオイル…大1
塩・こしょう…少々

作り方

1. にんにくはつぶし、ミニトマトは半分に切る。タラの両面に塩を軽く振って10分ほど置き、出てきた水気をキッチンペーパーで拭きとる。
2. フライパンにオリーブオイル大1/2を入れ、タラの皮面を下にして焼く。
3. 焼き色がついたら裏面も焼き、にんにく、白ワイン、水を加え、ふつふつしてきたらムール貝を入れ、蓋をしてムール貝が開くまで中火で4 ～ 5分煮る。
4. トマトとオリーブオイル大1/2を加え、スープが半量になるまで煮詰める。
5. 塩・こしょうで味を調え、みじん切りにしたパセリを加えて混ぜたら完成。

補腎（エイジングケア）に

エビとブロッコリーのアヒージョ

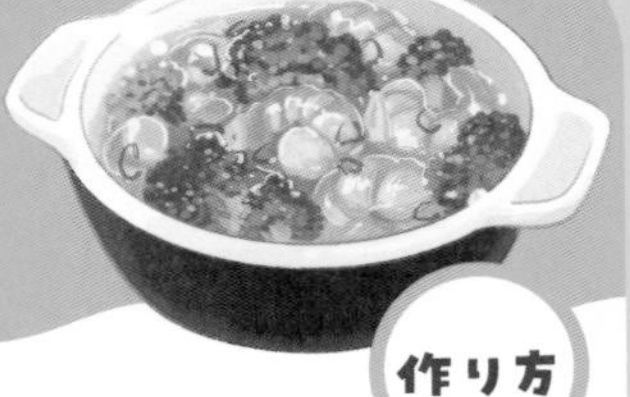

材料（1人前）

エビ…50g
ブロッコリー…50g
にんにく…1/2かけ
唐辛子…1/2本
オリーブオイル…50ml
塩…少々

作り方

1. エビは背わたを取り、片栗粉（分量外）でよく洗う。
2. にんにくはスライス、唐辛子は半分に折り、中の種を取り出してから輪切りにする。
3. ブロッコリーは小房に分け、レンジで2分加熱する。
4. 小さめのフライパンにオリーブオイルと塩を入れ、2を加えて火にかける。
5. 香りがたったら1を入れ、エビの色が変わったら3を入れ油が馴染んだら完成。

●計量単位は大1（大さじ1）＝約15ml / 約15g、小1（小さじ1）＝約5ml / 約5gです。
※材料によって違う場合があります。
●火加減は目安です。家庭用コンロ、IHヒーターなど機種により火力が異なりますので、様子を見て調整してください。

補腎（エイジングケア）に

スペアリブとやまいものスープ

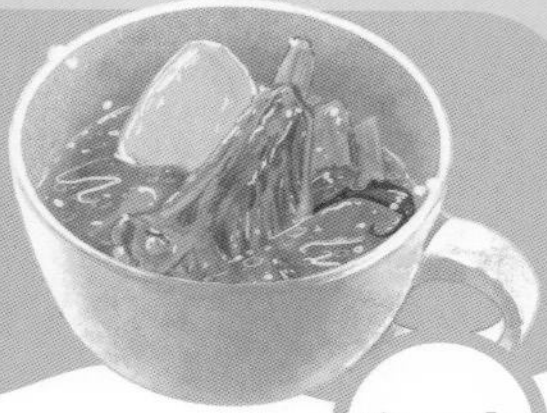

材料（1人前）

スペアリブ（豚肉）…200g
やまいも…200g
干ししいたけ…4枚
塩…小1/2弱
酒…小2
水…600ml
塩・こしょう…少々
しょうが…1かけ
クコの実…適量

作り方

1. 干ししいたけを水で戻しておく。
2. 鍋にスペアリブと水（分量外）を入れ、沸騰してアクが出たら火からおろして、肉や骨周りについているアクをよく洗い流す。鍋も同様にきれいに洗う。
3. 鍋に水、スペアリブ、酒、軸を切った干ししいたけ、皮付きのままスライスしたしょうがを入れ、スペアリブが柔らかくなるまで煮込む。
4. やまいもを一口大に切り、変色防止のため酢水につけておく。
5. スペアリブが柔らかくなったら、やまいもとクコの実を入れ約20分煮込み、塩とこしょうで味を調えて完成。

補腎（エイジングケア）に

黒豆のフムス

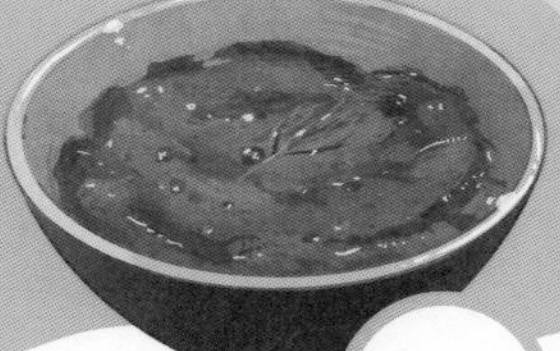

材料（1人前）

黒豆…50g
黒豆の茹で汁…大1
くるみ…大1
黒ねりごま…大1
レモン汁…大1
にんにく…少々
白味噌…小1
オリーブオイル…大2

作り方

1. 黒豆は一晩水につける。
2. 黒豆を10分茹で、茹で汁は取っておく。
3. くるみとオリーブオイル以外の材料すべてをフードプロセッサーまたはハンドブレンダーで滑らかになるまで撹拌する。
4. お皿に盛り、粗めに刻んだくるみをのせ、オリーブオイルをかけて完成。

8話

積極的に食べたい食材は？

補腎対策には

- 黒豆
- 黒ごま
- ひじき
- 黒きくらげ
- 昆布
- わかめ
- 牡蠣
- イカ
- ホタテ
- やまいも
- くるみ
- 松の実
- 豚肉
- クコの実
- エビ
- ニラ
- ラム肉
- ブロッコリー
- 栗
- キャベツ
- 黒米
- クワの実
- ナマコ
- ムール貝

生活養生のポイント

1 気づいたらすぐに深呼吸や腹式呼吸 丹田（へその少し下あたり）まで酸素を届けるイメージで

2 いつから始めても遅くない、適度な運動が老化を抑える

3 冷たい飲食を避け、特に下半身を冷やさないこと

オススメのツボ ― 湧泉（ゆうせん）

場所

足の裏、人差し指と中指の間、上から3分の1のところ

押し方

両手の親指でグーッと押す、テニスボールやゴルフボール、青竹踏みで刺激しても◎。

もっと知りたい！

おうち食養生入門

東洋医学の基本的な考え方

東洋医学では、「体の中の気・血・水に過不足がなく巡りがいい」ことが健康を維持するためには大切だと考えられています。そこで、いくつかの基本的な考え方を説明しますね。

1 健康を作る3つの要素「気・血・水（津液）」

心身の健康は、「気」「血」「水（津液）」の3つの要素が体の中を巡ることで保たれています。

この3要素は食べ物からの栄養分と、肺から取り入れた空気によって生まれ、歯車のようにバランスよく働くことで生命を維持しています。どれかひとつでも過不足があるとバランスが崩れ、不調が生じやすくなります。

2 五臓

ここで言う「五臓」とは、「肝（かん）」、「心（しん）」、「脾（ひ）」、「肺（はい）」、「腎（じん）」の5つのこと。

これは内臓の名前のようですが、臓器ではなく、生命活動に必要な働きや広い機能としてとらえて5つに分類されたものです。

五臓はそれぞれが作用し合っているので、ほかの臓腑や目、耳など体の各部位とリンクしながら正常な働きを保ちます。たとえば肝は、気や血の巡りを良くする働きがあり、目や自律神経とつながりが深いとされていますが、肝が弱ってしまうと、生理不順になったり、イライラなど精神の不安定も生じやすくなります。

このように、「肝・心・脾・肺・腎」の5つがそれぞれの働きを持ち、お互いに補強したり抑制したり、バランスをとりながら健康な状態をキープしているのです。

③ 養生法は年齢によって違う

東洋医学では「女性は7の倍数、男性は8の倍数の年齢で節目を迎え、体に変化が訪れる」とされます。つまり、女性は7歳、14歳、21歳〜で、男性は8歳、16歳、24歳〜と見ていくわけです。

女性のライフサイクル

7歳——永久歯に生え変わり、髪が伸びる
14歳——生理がはじまり、妊娠が可能になる
21歳——背丈も伸びきり、女性としての成熟期にはいる
28歳——身体機能や生殖機能がピークになる
35歳——顔の色つや、髪や頬の張りに衰えが見えはじめる
42歳——シワや白髪が目立ちはじめる
49歳——閉経を迎え、生殖機能が失われる

男性のライフサイクル

8歳――永久歯に生え変わり、髪が伸びる
16歳――精通を迎え、生殖が可能になる
24歳――筋骨がしっかりし、背丈も伸びる
32歳――筋骨が強壮となり、肌肉が豊かで身体機能がピークになる
40歳――体力や毛髪の成長にかげりが見えはじめる
48歳――肉体的に衰えが始まる。シワや白髪が目立ちはじめる
56歳――生殖機能が弱まり、身体全体の老化が見えはじめる
64歳――五臓六腑が衰え、歯や髪が抜ける

女性は28歳、男性は32歳で成長のピークを迎えると、その後は命のエネルギーの源が減っていくと考えられています。

もちろん体の変化には個人差があり、もともと丈夫な方、病気がちな方、養生してきた方、不摂生が続いた方……など環境や生活習慣にも大きく影響を受けます。

ですが、程度や速さに個人差はあれど、加齢にあらがうことは誰にもできません。それでも、しっかり養生することで、下降曲線を緩やかにすることはできるのです。

自分に合った食養生の知恵

人が毎日必ず行う「食べる」ということは、体の栄養となり精神にも滋養を与えてくれる、健康のいしずえです。その一方で、偏食や過食になってしまうと体の害になることもあります。ですから、自分の体にとって有益なものを「選んで食べる」、これが食養生で一番大切な秘訣になります。

では、体質や体調に合った食べ物をどう選ぶのでしょう？　そんな時に役に立つ知恵を紹介しましょう。

1　五臓を養う五味

食べ物の味は「五味」と言って、「酸・苦・甘・辛・鹹」に分けられます。この5つの味は体の5つの臓腑「肝」「心」「脾」「肺」「腎」と密接につながっていると考えられています。

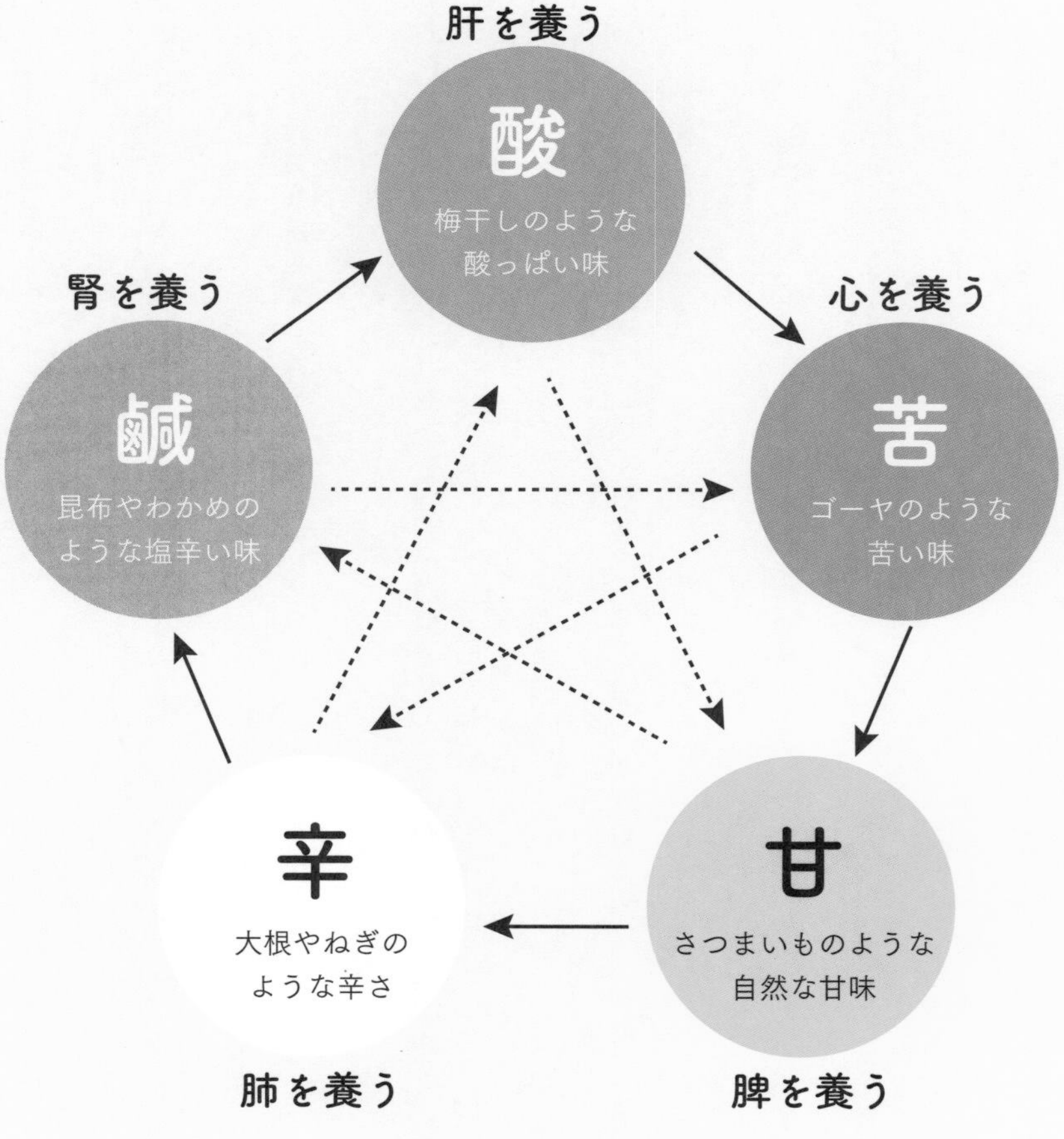
肝を養う
酸
梅干しのような
酸っぱい味
心を養う
苦
ゴーヤのような
苦い味
脾を養う
甘
さつまいものような
自然な甘味
肺を養う
辛
大根やねぎの
ような辛さ
腎を養う
鹹
昆布やわかめの
ような塩辛い味

2 四性（五性）の働き

食べ物は、体を温めたり冷やしたりする性質を持っています。これを「四性（五性）」と言って、「熱・温・涼・寒」の4つの性質に加え、体質を問わず1年を通して使いやすい「平性」があります。

ただ、あまりむずかしく考えることはありません。「寒い時期は体を温めるかぼちゃを食べる」「暑い時期は体の熱を冷ますきゅうりを食べる」など、その時期の旬のものが当てはまることも多く、知識として持っておけば、口にする食べ物がちょっと変わってくるはずです。

熱性	体を温める力が強い。クミン、唐辛子、こしょうなど。
温性	穏やかに体を温める。イワシやアジなど青魚、鶏肉、しょうが、ねぎ、かぼちゃなど。
涼性	穏やかに体を冷ます。大根、セロリ、梨、レタス、ほうれん草、小麦、緑茶など。
寒性	熱を冷ます力が強い。ナス、もやし、カニ、バナナ、スイカなど。
平性	温めも冷ましもしない。季節や体質を問わず体を養う。キャベツ、いも類、はちみつ、卵など。

3 五色の食材と五臓の関係

ここで食材と五臓の関係を五色に分類した表をご紹介します。それぞれ「青（緑）の食材」は肝に、「赤い食材」は心に、「黄の食材」は脾に、「白い食材」は肺に、「黒い食材」は腎に良いとされます。

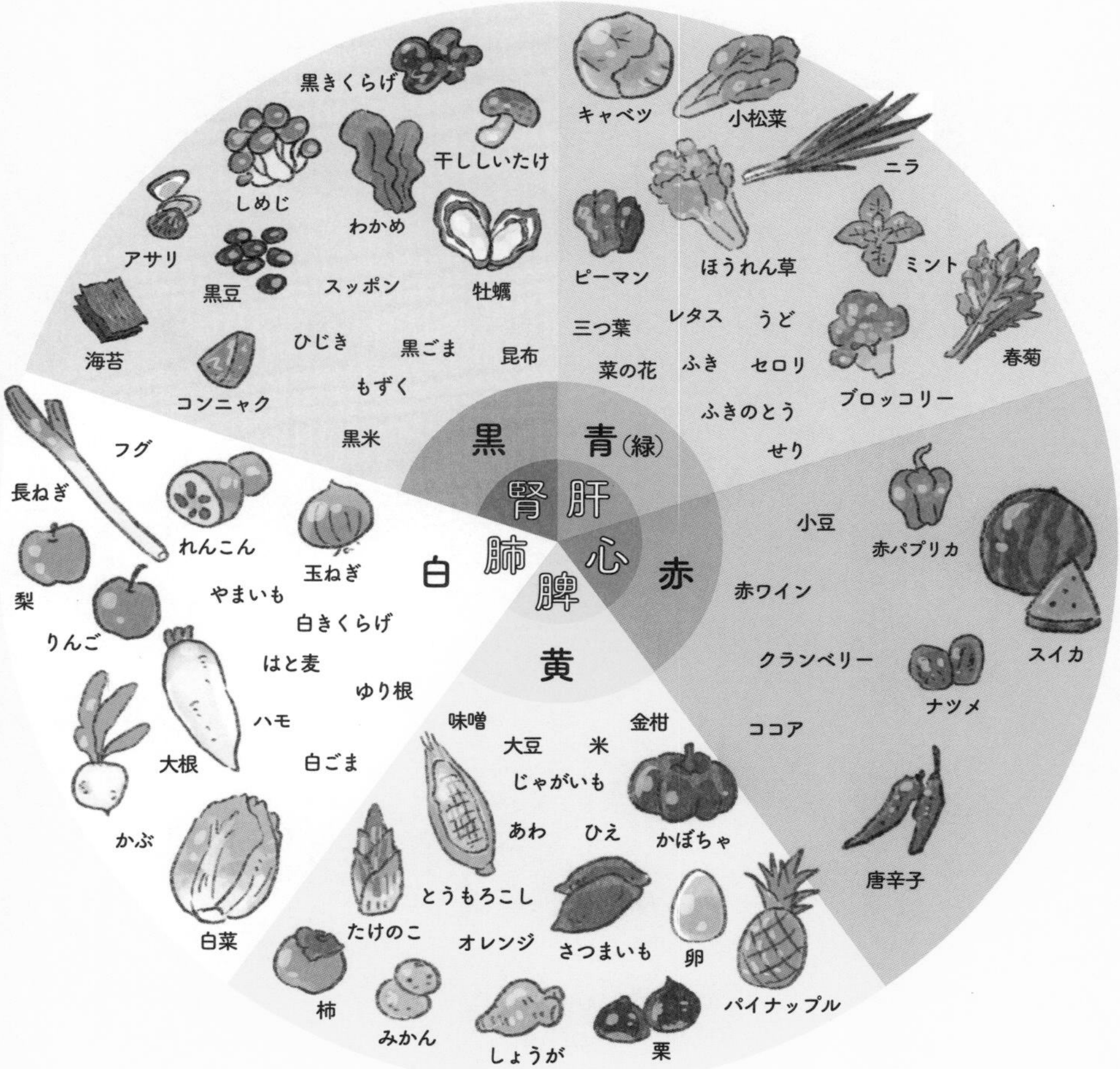
黒
青(緑)
赤
黄
白
腎
肝
心
脾
肺
黒きくらげ
干ししいたけ
しめじ
わかめ
アサリ
黒豆
スッポン
牡蠣
海苔
ひじき
黒ごま
昆布
コンニャク
もずく
黒米
キャベツ
小松菜
ニラ
ピーマン
ほうれん草
ミント
三つ葉
レタス
うど
春菊
菜の花
ふき
セロリ
ブロッコリー
ふきのとう
せり
小豆
赤パプリカ
赤ワイン
スイカ
クランベリー
ナツメ
ココア
唐辛子
味噌
金柑
大豆
米
じゃがいも
あわ
ひえ
かぼちゃ
とうもろこし
たけのこ
オレンジ
さつまいも
卵
パイナップル
柿
みかん
しょうが
栗
フグ
長ねぎ
れんこん
玉ねぎ
梨
やまいも
白きくらげ
りんご
はと麦
ゆり根
ハモ
大根
白ごま
かぶ
白菜

あなたの※性格タイプごとの食養生

「思い悩みすぎて、食欲がなくなった」

こんな経験はありませんか？　これは感情が激しく乱れることで臓腑に影響が出た現象だと考えられます。またこれはあまり知られていないかもしれませんが、実は逆もあって、臓腑の調子が悪いと感情が乱れることもあるのです。

このようにどの臓腑がどの感情と影響しあうかを東洋医学では五志と呼び、「肝」は「怒り」、「心」は「喜び」、「脾」は「思い」、「肺」は「悲しい、憂い」、「腎」は「恐れ、驚き」と関係があるとしているのです。

ここでは、それぞれの感情の出やすさ＝性格タイプに分けて、タイプ別の食養生をお教えしますね。次のページからのチェックリストで、より多くの項目にチェックが入ったものがあなたのタイプです。

※東洋医学の考え方である五行学説にもとづき、本書の監修者の主観や経験則から導き出したオリジナルの診断になります。

性格タイプ・チェックリスト

- □ イライラ、怒りっぽい
- □ 怒ったり泣いたり情緒不安定
- □ 自由を好み、束縛を嫌う
- □ 疲れると顔色が青白くなる
- □ 春に体調を崩しやすい
- □ 胸や脇が張って苦しい
- □ 否定されるのが嫌い
- □ プライドが高い
- □ 責任感、正義感が強い
- □ 人に任せるのが苦手
- □ いつも眉間にシワが寄っている
- □ 食って掛かるような話し方をする
- □ じっとしているのは苦手
- □ 勘が鋭く、直感で行動する
- □ 酸っぱい物が好き
- □ せっかち
- □ 世話好きで優しい

- □ 気分にムラがある
- □ 熱しやすく、冷めやすい
- □ フットワークが軽い
- □ 思い立ったらすぐ行動、せっかち
- □ 寂しがり屋
- □ へらへらしすぎだと注意される
- □ パワフル
- □ やりたいことがありすぎる
- □ 頭の回転が速い
- □ 注目されると気持ちがいい
- □ 調子が悪くなると情緒不安定になる
- □ 楽しいとつい無理をしてしまう
- □ 疲れると顔色が赤くなる
- □ 苦い味が好き
- □ 夏に体調を崩しやすい
- □ イベントやお祭り、飲み会が好き
- □ 仕切るのが好き

□ くよくよ悩むことが多い
□ 甘い物が好き
□ いつも受け身
□ 疲れると顔色が黄色っぽくなる
□ 季節の変わり目は体調を崩すことが多い
□ 唇がカサカサして荒れやすい
□ お腹がすくとイライラする
□ できるだけ人と話したくない
□ 思いやりがあり、人に尽くす
□ 人からどう思われるか気になる
□ 何事もよく考えてから行動する
□ いつも食べ物のことを考えている
□ 優柔不断
□ 考え出すと止まらなくなる
□ 人に合わせるのが得意
□ 相手が喜ぶことが好き
□ 梅雨が苦手
□ 雨の日に弱い
□ 人に安心感を与える

□ 鼻炎や花粉症など、鼻のトラブルが多い
□ のどや肺などのトラブルが多い
□ アトピーなど皮膚トラブルが多い
□ 声が小さい
□ 風邪をひきやすい
□ 疲れると顔色が白っぽくなる
□ 辛いものが好き
□ 秋に体調を崩しやすい
□ まず何でも疑ってみる
□ 感傷的になりやすい
□ 頑固で真面目
□ 人づきあいが苦手
□ 興味のあることに対する集中力がある
□ 恋に落ちやすい（恋愛体質）
□ 色白で肌のきめが細かい
□ 見た目ははかなげでか弱い
□ 細かいことにこだわる

□よく老けて見られる
□泌尿器系のトラブルが多い
□冷え性である
□寒いのが苦手
□喘息もち、呼吸が浅い
□慢性的な腰痛や膝痛がある
□疲れると顔色が黒っぽくなる
□歯が弱い、虫歯が多い
□塩辛いものが好き
□抜け毛、白髪が多い
□耳鳴りや耳が遠い
□朝、早く目が覚めやすい
□石橋をたたいて渡るタイプ
□あまり怒らない
□現実的
□人を立てるのが上手く、好かれやすい
□根気がない

□の項目に一番多くチェックが入った方は
「イライラ、直感で行動タイプ」です

□の項目に一番多くチェックが入った方は
「パワフルな気分屋タイプ」です

□の項目に一番多くチェックが入った方は
「くよくよ・優柔不断タイプ」です

□の項目に一番多くチェックが入った方は
「繊細な悲劇のヒロインタイプ」です

□の項目に一番多くチェックが入った方は
「慎重な平和主義者タイプ」です

イライラ、直感で行動タイプ

不調が肝に出やすい

「肝」に対応するのは「怒り」です。

肝は「のびのびとした状態」を好む臓器。過度なストレスを受けると機能が低下してしまうため、季節や環境の変化でストレスが溜まりがちな時は、特に積極的な養生を心がけましょう。

おすすめの食べ物

- 香りの高い食材…柑橘類、香草類、セロリ、ミント、ハーブティーなど
- 酸味のある食材…トマト、いちご、レモン、ゆず、梅干、ヨーグルト、酢など
- デトックス食材…タラの芽、菜の花、春菊、緑茶、ピーマン、苦瓜、菊花など
- 血を補う食材…レバー、ナツメ、にんじん、アサリ、イカ、ぶどう、黒ごま、黒豆、ひじきなど

食養生のコツ

このタイプの方は柑橘類や香草類、ハーブティーなど香りの良いもので、ストレスによる気の滞りを発散しましょう。

そして肝が過剰にならないように保護し、働きを高めてくれる「酸味」の物、補血効果のある物を食べるのもいいでしょう（ただ摂りすぎても胃腸を弱らせます）。また、竹の子やふきのとう、春菊、緑茶など「苦味」のある食べ物も肝のデトックスを助け、怒りや興奮を鎮めてくれるのでおすすめです。

ストレスを溜めすぎない

ストレスを感じたら、何も考えずにボーッと過ごしたり、カラオケで大声を出したり、ぬるめのお風呂にゆっくりつかったりするなどで、とにかくストレスをこまめに発散することが健康への近道になります。

映画や本で感情移入して泣く、誰かに気持ちを話すことなどもストレス緩和につながります。他人に心のうちを話すことが苦手な方は、今自分が思っていることを正直にノートに書き出すだけでも、ずいぶん気持ちは楽になりますよ。

パワフルな気分屋タイプ

不調が心に出やすい

「心」に対応するのは「喜び」です。

たいていにおいて「喜び」は人間にとっていい感情で、精神的な緊張をほぐし、気や血の流れをスムーズにしてくれます。でも喜びも過度になると気が緩み、集中できない、落ち着きがない、ケアレスミスが増えるなどが見られます。さらにひどくなると、失神や狂乱状態にまでなることも。

心の働きが弱いと血液の循環が悪くなり、末端や脳への栄養が不足して手や足、爪など末端や神経症状が影響を受けやすくなるのです。

おすすめの食べ物

- 赤い色の食材…パプリカ、クランベリー、トマト、ナツメ、スイカ、小豆など
- 苦味のある食材…ゴーヤ、アロエ、緑茶、レバー、セロリ、ピーマン、ふきなど
- 寒涼性の食材…スイカ、きゅうり、ゴーヤ、緑豆、もやし、トマト、緑茶、はと麦など
- 心を落ち着かせる食材…小麦、ナツメ、竜眼肉、ハスの実、ゆり根、卵など

●血流を良くする食材…イワシ、サバなど青魚、玉ねぎ、ナス、ニラ、らっきょう、サフラン、桃、ハイビスカスティー、ローズティーなど

食養生のコツ

このタイプの方は苦味の食材を適度に摂るようにしましょう。苦味のある食材は体の余分な熱を取るため、心に溜まった余分な熱を排出し、イライラや悶々とした気持ちをすっきりさせ、弱った心を元気にしてくれます。

また、苦味が慢性的に不足していると心が落ち着かなくなるので、何事に対しても「持続力」がなくなるとも言われます。適度な苦みも摂りましょう！

心拍数を急上昇させない

急な運動、無理な長時間の半身浴や岩盤浴、ホットヨガ、熱すぎるお風呂は心拍数を急上昇させるので心への負担になります。

運動をする時は、しっかりストレッチをして準備することが大切ですし、お風呂も、40℃前後のお湯に15分程度つかれば十分です。

くよくよ・優柔不断タイプ

不調が脾に出やすい

感情の中で、「脾（胃腸）」に対応するのは「思う」です。日常の「考える」「思う」は問題ありませんが、「考えすぎ」「思いすぎ」といった過剰な思考が続くと、気の流れが滞り、胃腸の働きが弱り、胃もたれや食欲不振になります。

また、反対に脾が傷つけられ、脾の気が弱まるとその人の「思い」や「意識」に影響を与え、「気持ちがふさぎがち」「考え込みやすくなる」などの症状が現れることもあります。

おすすめの食べ物

- 黄色い食材…かぼちゃ、さつまいも、とうもろこし、しょうが、大豆製品、米など
- 自然な甘みの食材…玄米、あわ、もち米、ひえ、きび、大麦、小麦、豆類、やまいも、里芋、にんじん、きのこ類、りんご、みかん、ぶどう、栗、キウイ、さくらんぼ、ナツメなど
- 気を補う食材…じゃがいも、鶏肉、牛肉、ラム肉、エビ、ウナギ、タイ、ヒラメなど

食養生のコツ

このタイプの方は朝食を抜くと一日乗り越える体力が持たなくなってしまいます。ただし、朝はまだ胃腸が目覚めていない状態。そんな時に食べすぎたり冷たいものを食べたりすると負担になりますのであっさりしたお粥やお味噌汁など、温かくて消化の良い食べ物を適量食べて、寝ている胃腸を起こしてあげましょう。

ふだんの食事では、お米もしっかり食べるようにするといいですよ。

あまりくよくよ考えすぎない

考え込みすぎず「なるようになる」、あるいは「自分は自分」と開き直ることも大切です。どうしてもネガティブな感情や考えが次々と浮かんでくる場合は、心の内側に溜めず、外側に出してあげるようにしてみてください。

会話や表現をなるべく表に出してあげることが、健康に過ごすための大事なポイントになります。

繊細な悲劇のヒロインタイプ

不調が肺に出やすい

「肺」に対応するのは「悲しい、憂い」です。

過度の悲しみは体の気を消耗します。特に「肺の気」を消耗するので、体の活力もなくなり、さらなる悲しみの中に落ちてしまいます。

また、肺の気は皮膚や粘膜などを守っているので、消耗すると肌にも乾燥やくすみなどが目立つようになります。

おすすめの食べ物

- 白い色の食材…白ごま、白きくらげ、ゆり根、梨、大根、豆腐、ナッツ類など
- 辛味のある食材…ねぎ、しょうが、唐辛子、こしょう、山椒、にんにくなどの香辛料、大根、玉ねぎ、大葉(しそ)、ニラなど
- 酸味と甘みを併せ持つ食材…ぶどう、梨、みかん、オレンジ、パイナップル、ライチ、いちご、りんご、トマト、ザクロなど
- 気を補う食材…にんじん、やまいも、しいたけ、豆類、かぼちゃ、肉類、穀類など

食養生のコツ

このタイプの方は辛味の食材を適度に摂るようにしましょう。

肺は五臓の中で、体の一番上に位置する臓腑です。食べ物や空気、ウイルスなどは体の上方から入ってくるので、一番上にある肺は外的な影響をはじめに受け止める最前線の防衛基地「免疫」の役目を担います。辛味のある食材は肺のバリア機能を高めます。

深呼吸をしたり、積極的に声を出したりして肺を鍛える

意識して深呼吸をしたり、お風呂やカラオケで歌う、よく話をする、よく笑うなど、できるだけ声を出したり、肺を使うことで鍛えられます。肺が強くなると咳や喘息などを緩和しやすくなり、気の巡りも良くなるので気持ちも安定し、気分もすっきりします。

また、のどの筋肉も鍛えられるので、高齢になると心配な誤嚥性肺炎の予防にもつながります。

慎重な平和主義者タイプ

不調が腎に出やすい

「腎」に対応するのは「恐れ、驚き」です。恐れすぎると、腎の気が下がりやすくなってしまいます。また驚きすぎも気を乱し、腎を傷める原因になります。

おすすめの食べ物

- 黒い色、粘り気のある食材…黒ごま、黒豆、黒きくらげ、ひじき、海藻、海苔、牡蠣、ごぼう、干ししいたけ、やまいも、なめこ、ハスの実、銀杏、オクラなど
- 鹹《かん》味のある食材…イワシ、干物、青魚、昆布、カニ、牡蠣、栗、味噌、シジミ、ひじき、しょうゆ、わかめ、ハマグリ、もずくなど
- 木の実類…松の実、くるみ、カシューナッツ、クコの実、栗、桑の実など
- 温める食材…エビ、ラム肉、しょうが、にんにく、ニラ、シナモン、唐辛子など
- 潤いを補う食材…桑の実、黒きくらげ、イカ、ホタテ、スッポン、豚肉、黒豆、黒ごま、やまいもなど

食養生のコツ

このタイプの方は「補腎」に良い鹹味の食材を適度に摂るようにしましょう。適度な塩分は体の調子を整えてくれます。

また、ミネラル分も鹹味に含まれます。昆布、シジミ、アサリ、ホタテ、カニ、エビ、牡蠣、タラ、アジなど海産物は鹹味の代表です。ですので、昆布や鰹節で出汁をとりシジミやアサリなどを入れたお味噌汁は最高の補腎食になります。毎朝温かいお味噌汁を飲む習慣を身につけましょう。

体を冷やさない

冬と関係の深い腎は冷えにとても弱いです。

体が冷えると腎が弱り、足腰の痛みやだるさ、冷え性、トイレが近い、精力が低下、耳が遠くなる、髪が薄くなるなどの症状が見られます。

その一番の予防策は「冷やさないこと」。特に首、手首、足首の「3首」を冷やさないように気をつけましょう。

身近な食材の効能がひとめでわかる!

食材事典

種類	食材	五味	五性	こんな時に
穀類	オートミール	甘味	涼性	お腹の張り、便秘、胃もたれ、消化不良など
	大麦	甘・鹹味	微寒性	胃もたれ、消化不良、下痢、膀胱炎などの排尿痛など
	きび	甘味	平性	胃腸が弱い、熱を持つできものなど
	黒米	甘味	平性	慢性疲労、汗、不眠、耳鳴り、エイジングケア、目の不調など
	小麦	甘味	涼性	不安感、ソワソワ感、不眠、メンタル不調、胃腸が弱いなど
	米	甘味	平性	胃腸が弱い、食欲不振、だるい、疲れ、下痢、軟便、のどの渇きなど
	そば	甘味	涼性	ゲップ、食欲不振、お腹の張り、下痢、消化不良など
	はと麦	甘味	微寒性	むくみ、食欲不振、下痢、いぼ、湿疹など
	もち米	甘味	温性	冷えによる下痢・頻尿、汗かき、疲れ、風邪をひきやすいなど
イモ類	菊芋	甘、微苦味	涼性	むくみ、便秘(臭いが強い)、糖尿病予防、むくみ、排尿痛など
	こんにゃく	辛、苦味	寒性	肥満、便秘、痰がからむ、消化不良、デトックス、皮膚の腫れなど
	さつまいも	甘味	平性	胃腸が弱い、食が細い、息切れ、疲れやすい、高齢者や体が弱い人の便秘、口の渇きなど
	里芋	辛・甘味	平性	胃腸が弱い、便秘、デトックス、消化不良、むくみなど
	じゃがいも	甘味	平性	胃腸が弱い、疲れやすい、手足のだるさ、食欲不振、高齢者の便秘など
	やまいも	甘味	平性	胃腸が弱い、食が細い、足腰のだるさ、不眠、慢性的な咳、汗、ほてり、性機能の低下、疲労、頻尿、口の渇きなど
豆類	小豆	甘・酸味	平性	むくみ、黄疸、尿トラブル、腫れ、重だるさ、膿を持ったできものなど
	いんげん豆	甘味	温性	食欲低下、お腹が張る、胃もたれ、むくみなど
	黒豆	甘味	平性	むくみ、吹き出物、腰痛、エイジングケア、血行促進、疲労、糖尿病予防など
	大豆	甘味	平性	胃腸が弱い、疲れやすい、筋肉が弱い、むくみ、産後の母乳不足など
	豆腐	甘味	涼性	暑がり、咳、便秘、乾燥感、口の渇き、胃腸を整える、母乳不足など
	納豆	甘味	温性	胃腸が弱い、血行不良、便秘など
	湯葉	甘味	平性	胸やけ、口が乾く、咳、痰がからむ、汗、乾燥など

種類	食材	五味	五性	こんな時に
	緑豆	甘味	寒性	夏バテ、乾燥感、むくみ、皮膚炎、口の渇き、尿の出が悪い、二日酔いなど
野菜	アスパラガス	甘・苦味	涼性	疲労、口の渇き、むくみ、不眠、空咳、便秘など
	えんどう	甘味	平性	吐き気、げっぷ、下痢、お腹の張り、母乳が出にくい、むくみ、疲れ、食欲不振など
	大葉（しそ）	辛味	温性	ゾクゾク寒気がある風邪、ムカムカ、吐き気、胃の不快感、つわり、食欲不振など
	かぶ	甘・苦・辛味	温性	消化不良、食欲低下、胃もたれ、疲労、乾燥、吐き気、げっぷなど
	かぼちゃ	甘味	温性	お腹の冷え、筋肉のだるさ、疲労、痰がからむ、胃腸の調子を整えるなど
	カリフラワー	甘味	平性	食が細い、倦怠感、疲労、耳鳴り、物忘れ、エイジングケア、筋肉や骨を強くするなど
	キャベツ	甘味	平性	消化不良、食欲不振、疲労、胸やけ、胃痛、エイジングケア、筋肉を強くするなど
	きゅうり	甘味	涼性	夏バテ、湿疹、口の渇き、むくみ、糖尿病予防、便秘（コロコロ便）など
	空芯菜	甘味	寒性	夏バテ、便秘、紫外線対策、皮膚トラブル、異常な食欲、血便、鼻血、腫れ物、排尿困難、おりものなど
	ごぼう	辛・苦・甘味	微涼性	のどの痛み、便秘、熱のある腫れ物や吹き出物、エイジングケア、糖尿病予防など
	春菊	甘・辛味	平性	イライラ、憂鬱、咳、痰、目の赤み、めまい、メンタル不調など
	しょうが	辛味	温性	ゾクゾク冷える風邪、生ものや冷たい物を食べて起きる吐き気、生ものの解毒、食欲不振、乗り物酔い、つわり、しゃっくりなど
	ズッキーニ	甘味	寒性	口の渇き、空咳、尿トラブル、むくみ、ほてり、夏バテなど
	セロリ	甘・辛・微苦味	涼性	イライラして頭がふらつく、顔や目が赤い、ストレス、めまい、口の苦み、尿の出が悪い、高血圧など
	空豆	甘味	平性	胃腸が弱い、疲れやすい、食欲不振、むくみなど
	大根	辛・甘味	涼性	消化不良、黄色い痰、乾燥感、吐き気、口の渇きなど
	たけのこ	甘味	微寒性	デトックス、肌トラブル、消化不良、便秘、黄色い痰がからむ咳、腹部の不快感、むくみ、糖尿病予防など
	玉ねぎ	甘・辛味	温性	吐き気、血行不良、胃の不快感、粘り気のある痰、咳、ゲップなど
	チンゲンサイ	甘味	平性	イライラ、メンタル不調、血行不良など
	冬瓜	甘味	微寒性	むくみ、排尿困難、湿疹、乾燥感、夏バテ、熱中症、皮膚の赤み、二日酔いなど
	とうもろこし	甘味	平性	胃腸が弱い、疲れ、高血圧、不安感、むくみ、尿トラブルなど
	トマト	甘・酸味	微寒性	夏バテ、口の渇き、食欲不振、胃痛、不眠、高血圧、胃腸の不調、イライラ、乾燥、ほてり、暑さによるトラブルなど

種類	食材	五味	五性	こんな時に
	ナス	甘味	寒性	吹き出物、痔、血便、うち身、打撲、そわそわ感、血行不良、排尿困難、むくみ、食欲不振など
	苦瓜	苦味	寒性	熱中症、夏バテ、湿疹、目やにが多い、目の充血、イライラ、便秘、発熱など
	ニラ	辛・甘味	温性	インポテンツ、早漏、生理痛、冷え性、血行不良、しゃっくりなど
	にんじん	甘・辛味	平性	目のトラブル（乾燥、かすみ目、視力低下）、消化不良、胃腸が弱い、食欲不振、便秘、美肌など
	にんにく	辛味	温性	下痢、がん予防、冷え性、お腹の冷え、冷えの風邪、食欲不振、免疫力低下、体力低下など
	ねぎ	辛味	温性	ゾクゾク冷える風邪、食欲低下、冷え性、鼻づまりなど
	白菜	甘味	平性	発熱、のどが渇く、排尿困難、便秘、皮膚の赤み、消化不良、口臭、胃痛、重いごほんごほんの咳、二日酔いなど
	パクチー	辛味	温性	ゾクゾク寒気の風邪、食欲不振、皮膚の発疹、頭痛、お腹の張りなど
	パセリ	辛味	温性	頭痛、肩こり、生理痛、貧血、食欲低下、消化促進、ストレスなど
	ピーマン	甘味	平性	イライラ、モヤモヤ、胃のムカムカ、消化不良、食欲促進など
	ブロッコリー	甘味	平性	エイジングケア、がん予防、胃腸の不調、虚弱体質など
	ほうれん草	甘味	涼性	乾燥、便秘、貧血、メンタル不調、二日酔い、糖尿病予防など
	みょうが	辛味	微温性	腹痛、腰痛、腫れ物、月経不順など
	モロヘイヤ	甘味	涼性	便秘、メンタル不調、お腹の張り、目の赤み、エイジングケア、皮膚の湿疹など
	ゆり根	甘・微苦味	平性	空咳、乾燥、メンタル不調、イライラ、不眠、夢が多いなど
	よもぎ	辛・苦味	温性	冷え性、関節痛、老化、月経不順、月経痛など
	らっきょう	苦・辛味	温性	胸の辺りが冷えて苦しく痛い、白い痰がでる咳、下痢、冷え性、胃の不快感、吐き気、消化不良など
	緑豆もやし	甘味	寒性	暑さトラブル、発熱、むくみ、尿トラブル、二日酔い、デトックスなど
	れんこん	甘味	寒性	鼻血、血便 加熱すると：胃腸が弱い人の下痢、夢精、乾燥、のどの痛み、疲労など
肉・卵類	うずらの卵	甘味	平性	胃腸が弱い、元気がない、物忘れ、不眠、むくみ、めまい、メンタル不調、虚弱体質など
	鴨肉	甘・鹹味	涼性	乾燥感、むくみ、胃腸の弱さ、貧血など
	牛肉	甘味	平性	貧血、疲れやすい、胃腸が弱い、虚弱体質、足腰の衰えなど
	鹿肉	甘味	温性	体力低下、冷え性、ひざや腰がだるい、月経不順、母乳不足、インポテンツなど

種類	食材	五味	五性	こんな時に
	卵	甘味	平性	不眠、ソワソワ感、物忘れ、肌や髪の毛の乾燥、夢が多いなど
	鶏肉	甘味	温性	体力低下、疲れやすい、食欲不振、虚弱体質、糖尿病予防、骨がもろいなど
	豚足	甘・鹹味	平性	母乳の出が悪い、乾燥肌、疲労、貧血、立ちくらみ、皮膚トラブルなど
	豚肉	甘・鹹味	平性	肌の乾燥、空咳、倦怠感、ほてり、虚弱体質、エイジングケアなど
	ラム肉	甘味	温性	冷え性、疲労、不妊症、腰や膝が冷えて痛むなど
	レバー（鶏）	甘・苦味	温性	近視や夜盲症など目のトラブル、貧血、視力低下、不眠など
魚貝類	アサリ	甘・鹹味	寒性	乾燥感、むくみ、痰、黄色い痰、怒りっぽい、メンタル不調など
	アジ	甘味	温性	お腹の冷え、食欲不振、エイジングケア、認知症予防、記憶力アップ、体力減退など
	アワビ	甘・鹹味	平性	貧血、たちくらみ、こむら返り、生理不順、ほてり、目のかすみ、視力低下、不眠、排尿困難など
	イカ	鹹味	平性	ほてり、閉経、生理不順、貧血、乾燥感、メンタル不調など
	イワシ	甘味	温性	元気不足、血不足、むくみなど
	ウナギ	甘味	平性	疲労、貧血、血行促進、めまい、耳鳴り、夜盲症、体力虚弱、リウマチ関節痛など
	エビ	甘・鹹味	温性	冷え性、足腰の冷え、食欲増進、疲労回復、胃痛、インポテンツ、母乳不足など
	牡蠣	甘・鹹味	平性	イライラ、ほてり、不眠、貧血、二日酔い、メンタル不調など
	カニ	鹹味	寒性	のぼせ、ほてり、黄疸、血行促進、イライラなど
	クラゲ	鹹味	平性	肥満、二日酔い、便秘、イライラ、黄色い痰、熱を持ったできもの、腫れ物など
	鮭	甘味	温性	体力低下、胃腸が弱い、血流改善、生活習慣病の予防、疲労、お腹の冷えなど
	サバ	甘味	平性	胃腸が弱い、元気不足、血流改善、しみ、むくみ、お腹の張り、貧血、疲労、エイジングケアなど
	シジミ	甘・鹹味	寒性	肝臓のケア、むくみ、メンタル不調、不眠、尿トラブル、黄疸、眼精疲労、二日酔いなど
	スズキ	甘味	平性	胃腸が弱い、倦怠感、物忘れ、不眠、むくみ、手足のほてり、めまい、耳鳴りなど
	スッポン	甘味	平性	のぼせ、ほてり、口の渇き、身体の乾燥感、体力低下、不眠、耳鳴り、エイジングケア、寝汗、インポテンツなど
	タイ	甘味	微温性	むくみ、疲れやすい、食が細い、母乳不足、エイジングケアなど
	タコ	鹹・甘味	寒性	貧血、めまい、たちくらみ、視力低下、生理不順、元気不足、肌荒れ、筋肉、関節の衰えなど

種類	食材	五味	五性	こんな時に
	タチウオ	甘・鹹味	温性	お腹が冷えて調子が悪い、めまい、貧血、たちくらみ、寝汗、耳鳴り、不眠、乾燥肌など
	タラ	鹹味	平性	慢性疲労、貧血、頭痛、肩こり、生理痛、体力低下など
	ナマコ	鹹・甘味	温性	肌・体の乾燥、のどの渇き、貧血、めまい、たちくらみ、冷え性、エイジングケア、肌荒れなど
	ハマグリ	甘味	寒性	更年期、水太り、むくみ、喉のつまり感など
	ハモ	甘味	寒性	胃腸が弱い人のむくみ、胃腸を整える、関節痛など
	ヒラメ	甘味	平性	胃腸が弱い、体がだるい、下痢、腹痛、食欲不振、息切れなど
	ブリ	甘・酸味	温性	貧血、動脈硬化、元気不足、乾燥、体力低下、知力低下、眼精疲労など
	ホタテ	鹹・甘味	平性	胃腸が弱い、食欲不振、夜間頻尿、乾燥、めまい、エイジングケア、不眠など
	マグロ	甘味	温性	倦怠感、無力感、めまい、貧血、生理の量が少ない、疲労、冷え、物忘れ、エイジングケアなど
	ムール貝	鹹・甘味	温性	インポテンツ、早漏、膝や腰の無力感、耳鳴り、めまい、疲労、貧血、物忘れ、頻尿、月経不調、しこりなど
果物	いちご	甘・酸味	涼性	胃腸の不調、貧血、下痢、イライラ、乾燥、ほてり、生理不順、暑さトラブル、消化不良など
	いちじく	甘味	平性	消化不良、下痢、のどの痛み、空咳、便秘、胃腸炎など
	いよかん	甘・酸味	涼性	のどや口の渇き、二日酔い、肌荒れ、髪の乾燥、脱毛など
	梅	酸味	平性	長引く咳、下痢、不正出血、のどの渇き、多汗、腹痛、関節痛、疲労など
	オレンジ	甘・酸味	涼性	胃腸の不調、胃のムカムカ、二日酔い、空咳、吐き気、イライラなど
	柿	甘味	寒性	口の渇き、空咳、便秘、口内炎、発熱、二日酔いなど
	キウイ	甘・酸味	寒性	ほてり、のぼせ、消化不良、乾燥感、口の渇き、しゃっくり、吐き気、尿トラブルなど
	金柑	甘・辛・酸味	温性	消化不良、イライラ、ストレス、ため息、うつ気味、二日酔いなど
	グレープフルーツ	甘・酸・苦味	寒性	胃のムカムカ、二日酔い、イライラ、デトックスなど
	ココナッツミルク	甘味	平性	夏バテ、口やのどの渇き、疲労、胃腸の働きを整えるなど
	さくらんぼ	甘味	温性	疲労、食欲不振、美肌、足腰の痛み、下痢、リウマチなど
	ザクロ	甘・酸味	温性	口やのどの渇き、下痢、血便、不正出血、おりものが多い、咳、二日酔いなど
	さとうきび	甘味	平性	口やのどの渇き、発熱、便秘、空咳、頭痛、肩こり、生理痛など

種類	食材	五味	五性	こんな時に
	スイカ	甘味	寒性	夏バテ、発熱、口の渇き、汗かき、イライラ、乾燥、口内炎、むくみ、二日酔いなど
	梨	甘・酸味	涼性	のどの渇き、痰が黄色い、空咳、二日酔い、のどの痛み、声枯れ、肌荒れ、寝汗など
	パイナップル	甘・微酸味	平性	熱中症、口やのどの渇き、消化不良、下痢、便秘、疲労、二日酔いなど
	バナナ	甘味	寒性	便秘、二日酔い、空咳、口の渇き、痔、高血圧など
	びわ	甘・酸味	涼性	咳、痰、口の渇き、胃もたれ、ゲップ、しゃっくりなど
	ぶどう	甘・酸味	平性	めまい、たちくらみ、疲れやすい、動悸、不眠、膝や腰に力が入らない、むくみ、寝汗、目の疲れなど
	マンゴー	甘・酸味	涼性	食欲不振、口やのどの渇き、舌が乾燥する、吐き気、排尿困難など
	みかん	甘・酸味	涼性	食欲不振、胸や脇が張って痛い、のどの詰まり感、イライラ、ストレス、口やのどの渇きなど
	メロン	甘味	寒性	夏バテ、尿量減少、口やのどの渇き、食欲不振、手足がだるい、疲労、むくみなど
	桃	甘・酸味	温性	打撲、生理痛、コロコロした乾燥便、元気不足、疲労感、口の渇き、咳、血行不良など
	ゆず	甘・酸味	涼性	消化不良、吐き気、胃腸を元気にする、二日酔いなど
	ライチ	甘・酸味	温性	貧血、乾燥、口の渇き、胃痛、イライラ、しゃっくり、下痢（明け方の下痢）など
	竜眼	甘味	温性	貧血、物忘れ、不眠、動悸、不安感、元気不足、驚き、思い悩みなど
	りんご	甘・酸味	平性	食欲不振、消化不良、身体の乾燥感、口やのどの渇き、二日酔い、下痢、空咳、糖尿病予防など
	レモン	酸味	平性	夏バテ、口やのどの渇き、消化不良、つわり、流産の予防、疲労など
きのこ類	えのき	甘味	平性	むくみ、デトックス、肥満、コロコロ乾燥便
	えりんぎ	甘味	平性	空咳、コロコロ乾燥便、ほてり、足腰のだるさなど
	黒きくらげ	甘味	平性	乾燥肌、便秘、頭痛、肩こり、生理痛、血行不良、貧血、めまい、立ちくらみなど
	しいたけ	甘味	平性	胃腸が弱い、食欲低下、だるいなど倦怠感、肌のできものなど
	白きくらげ	甘味	平性	空咳、のどの乾燥感、肌荒れ、コロコロ乾燥便など
	まいたけ	甘味	微温性	だるさ、食欲低下、疲労、エイジングケア、ダイエット、便秘など
	マッシュルーム	甘味	平性	胃腸が弱い、食欲低下、お腹が張る、メンタル不調、イライラ、便秘など
海藻類	海苔	甘・鹹味	寒性	水太り、肥満、便秘、咳、痰、むくみ、排尿困難、不眠、糖尿病予防など

種類	食材	五味	五性	こんな時に
	ひじき	鹹・苦味	寒性	皮下脂肪が多い、痛風、肥満、便秘、むくみ、貧血、しこり、白髪、不眠、生活習慣病の予防など
	もずく	鹹味	涼性	のどの腫れ、気管支炎、痰、むくみ、便秘、肥満、しこり、がん予防など
	わかめ	鹹味	涼性	皮下脂肪が多い、痰、便秘、むくみ、しこり、リンパ腫の腫れなど
種実類	アーモンド	甘味	平性	疲労、めまい、貧血、肌荒れ、空咳、痰、便秘、ソワソワ感など
	かぼちゃの種	甘味	平性	便秘、産後の手足のむくみ、母乳不足、咳止めなど
	ぎんなん	甘・苦味	平性	喘息、尿漏れ、空咳、おりもののトラブルなど
	クコの実	甘味	平性	ふらつき、めまい、視力減退、目のかすみ、エイジングケアなど
	栗	甘・鹹味	温性	胃腸が弱い、筋力低下、夢精、おもらし、骨折、頻尿、エイジングケア、痰がからむ咳、認知症予防、記憶力アップなど
	くるみ	甘味	温性	物忘れ、インポテンツ、喘息、冷え、肌荒れ、便秘、頭脳疲労、美髪、認知症予防、記憶力アップなど
	黒ごま	甘味	平性	エイジングケア、便秘、貧血、元気不足、腰痛、白髪など
	白ごま	甘味	平性	便秘、乾燥対策、空咳、肌の乾燥など
	ナツメ	甘味	温性	胃腸が弱い、不眠、疲労、食欲不振、貧血、動悸、メンタル不調、産後・病後の回復、更年期など
	ハスの実	甘・渋味	平性	動悸、息切れ、疲れやすい、耳鳴り、めまい、足腰に力が入らない、食欲低下、不眠、下痢、胃もたれ、内出血、夢精、尿漏れなど
	ピーナッツ	甘味	平性	便秘、空咳、食欲不振、肌荒れ、母乳不足、むくみ、不正出血など
	松の実	甘味	微温性	不眠、動悸、不安感、疲れやすい、コロコロ乾燥便、空咳、皮膚の乾燥、エイジングケア、肌や髪のパサつきなど
調味料	オリーブオイル	甘・酸・辛味	涼性	動脈硬化、のどの痛み、咳、皮膚の乾燥、便秘など
	きなこ	甘味	平性	慢性的な下痢、消化不良、母乳不足、妊娠中のむくみなど
	葛粉	甘・辛味	涼性	風邪、筋肉痛、のどの乾燥感、風邪のひきはじめ、頭痛など
	クミン	甘・辛味	熱性	胃腸の不調、食欲低下、やる気が出ない、イライラ、腹部の痛み、冷えなど
	氷砂糖	甘味	平性	空咳、乾燥感、胃腸が弱い、疲労、痰、口の渇きなど
	黒糖	甘味	温性	冷えによる胃痛・生理痛・腹痛、産後の腹痛、冷え、疲労、食欲不振、血流改善など
	こしょう	辛味	熱性	食欲不振、お腹の冷え、頭痛、冷えによる嘔吐、消化不良など
	ごま油	甘味	涼性	皮膚の乾燥、デトックス、便秘、肌荒れなど

種類	食材	五味	五性	こんな時に
	山椒	辛味	温性	胃腸の冷え、歯痛、冷えによる腹痛、胸のつかえ、目の疲れ、リウマチなど
	シナモン	辛・甘味	温性	青い風邪、冷え、腹部の痛み、血流改善など
	しょうゆ	鹹味	寒性	イライラ、ソワソワ感、落ち着かない、焦り感、デトックス、吹き出物、化膿症など
	塩	鹹味	寒性	熱を持った腫れ物、かゆみ止め、痛み止め、急性の炎症、イライラ、デトックスなど
	白砂糖	甘味	涼性	胃腸が弱い、疲れやすい、声がかすれる、胃痛、口の渇き、空咳、二日酔いなど
	酢	酸・苦味	温性	食欲不振、食あたり、血行改善、腫れ物、デトックス、動脈硬化など生活習慣病の予防など
	唐辛子	辛味	大熱性	冷え性、しもやけ、胃腸の冷え、食欲不振、下痢など
	バター	甘味	微寒性	虚弱体質、乾燥感、貧血、めまい、立ちくらみ、疲労、口の渇き、肌の乾燥など
	はちみつ	甘味	平性	皮膚の乾燥、倦怠感、腹痛、便秘、疲労、空咳、食欲不振など
	フェンネル	辛味	温性	締め付けられるような痛み、冷えによる生理痛、冷たい物の食べ過ぎによる嘔吐、食欲低下、お腹の張り冷え性、腰痛、お腹の冷え、ため息、頻尿など
	味噌	甘・鹹味	温性	胃腸が弱い、食欲不振、倦怠感、疲労、お腹の冷え、二日酔い、むくみやすいなど
	わさび	辛・苦味	温性	食欲不振、耳のつまり、鼻詰まり、生魚で消化不良、食中毒、冷え性など
飲料	甘酒	甘・辛味	温性	食欲不振、関節痛、疲労感、冷え、消化不良、臭うおなら、便秘、血流改善など
	ウーロン茶	甘・苦味	寒性	精神的に不安定、肥満、消化不良、二日酔い、油脂による消化不良、むくみ、デトックスなど
	お酒	甘・苦・辛味	温性	生理痛、冷え性、肩こり、関節痛、筋肉のこわばり、お腹の冷えなど
	牛乳	甘味	微寒性	コロコロ乾燥便、虚弱体質、乾燥感、貧血、めまい、立ちくらみ、疲労、口の渇き、寝汗、皮膚の乾燥など
	紅茶	甘・苦味	温性	冷え性、むくみ、メンタル不調など
	コーヒー	甘・苦味	温性	物忘れ、リフレッシュ、メンタル不調、二日酔い、デトックス、やる気が出ない、眠気など
	ココア	甘・苦味	平性	不安感、利尿、動悸、疲労、精神安定など
	プーアル茶（熱茶）	甘・苦味	温性	消化不良、暴飲暴食、二日酔い、肥満、胃もたれ、食欲不振、むくみ、咳、胃を温めるなど
	緑茶	甘・苦味	涼性	夏バテ、口やのどの渇き、暑さトラブル、排尿困難、充血、食あたり、メンタル不調、口臭、頭痛、デトックスなど

参考文献
『先人に学ぶ 食品群別・効能別 どちらからも引ける 性味表大事典 改訂増補版』竹内郁子編著／ブイツーソリューション刊

田中友也（たなかともや）

鍼灸師、国際中医専門員、国際中医薬膳管理師、登録販売者資格保持。

関西学院大学法学部卒業後、イスクラ中医薬研修塾にて中医学の基礎を学び、北京中医薬大学、上海中医薬大学などで研修。現在、兵庫県にあるCoCo美漢方（ここびかんぽう）で日々、健康相談にのる傍ら、鍼灸師として施術も行う。SNSやコラム上でも親しみやすいトーンで、漢方や中医学など東洋医学の普及に努め、オンラインセミナーなども積極的に開催している。主な著書に『不調ごとのセルフケア大全 おうち養生 きほんの100』（KADOKAWA）、『CoCo美漢方 田中の12か月のおいしい漢方』（扶桑社）、『体とココロが喜ぶごほうび漢方』（主婦の友社）、『こころと体がラクになる ツボ押し養生』（Gakken）などがある。

- X @mococo321

In.S_そーい（アイエヌドットエスそーい）

猫を吸って生きている漫画家。

ハードな会社勤めからフリーに転身し、健康的な日々を志すも現在は運動不足に悩まされている。

著書に、愛猫との生活を描いた電子書籍『くろもとぽんず　～うちの猫がかわいすぎる！～』（KADOKAWA）がある。

- Instagram @in.s_soi
- X @In_s_soi

いちばんやさしいおうち食《しょく》養《よう》生《じょう》
疲《つか》れた日《ひ》の漢《かん》方《ぽう》ごはん

2024年3月28日　初版発行

監修	田中《たなか》　友也《ともや》
漫画	In.S_そーい
発行者	山下　直久
発行	株式会社KADOKAWA 〒102-8177　東京都千代田区富士見2-13-3 電話　0570-002-301（ナビダイヤル）
印刷所	大日本印刷株式会社
製本所	大日本印刷株式会社

ISBN 978-4-04-606789-0　C0077